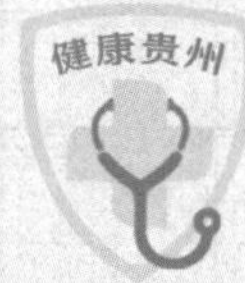

本书获
贵州省卫健委省级重点建设学科“慢性非传染性疾病控制”项目、
贵州省传染病预防与控制人才基地项目资助

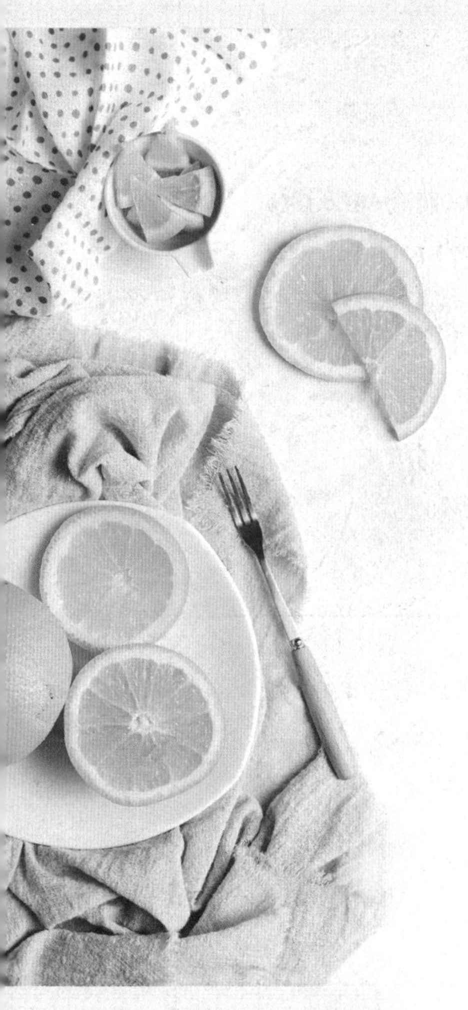

高血脂和高尿酸的那些事

贵州省疾病预防控制中心　编
赵否曦　徐莉娜　朱　玲　余丽莎　刘　涛　主编
刘　涛　胡远东　孟豫筑　丛书主编

贵州科技出版社

图书在版编目（CIP）数据

高血脂和高尿酸的那些事 / 贵州省疾病预防控制中心编 ; 赵否曦等主编. -- 贵阳 : 贵州科技出版社, 2022.7（2023.7 重印）

（“健康贵州”丛书 / 刘涛, 胡远东, 孟豫筑主编.第三辑）

ISBN 978-7-5532-1075-9

Ⅰ. ①高… Ⅱ. ①贵… ②赵… Ⅲ. ①高血脂病 - 防治 - 普及读物 ②痛风 - 防治 - 普及读物 Ⅳ. ①R589.2-49 ②R589.7-49

中国版本图书馆CIP数据核字（2022）第100361号

高血脂和高尿酸的那些事

GAOXUEZHI HE GAONIAOSUAN DE NAXIESHI

出版发行	贵州科技出版社
地　　址	贵阳市中天会展城会展东路A座（邮政编码：550081）
网　　址	http://www.gzstph.com　http://www.gzkj.com.cn
出 版 人	朱文迅
经　　销	全国各地新华书店
印　　刷	天津海德伟业印务有限公司
版　　次	2022年7月第1版
印　　次	2023年7月第2次
字　　数	162千字
印　　张	11.25
开　　本	710 mm × 1000 mm 1/16
书　　号	ISBN 978-7-5532-1075-9
定　　价	43.00元

《高血脂和高尿酸的那些事》编委会

主　编：**赵否曦**　贵州省疾病预防控制中心
徐莉娜　贵州省疾病预防控制中心
朱　玲　贵州省疾病预防控制中心
余丽莎　贵州省疾病预防控制中心
刘　涛　贵州省疾病预防控制中心

编　委（以姓氏笔画为序）：
朱　玲　贵州省疾病预防控制中心
刘　涛　贵州省疾病预防控制中心
余小娅　贵州省疾病预防控制中心
余丽莎　贵州省疾病预防控制中心
张飞雪　贵州省疾病预防控制中心
赵否曦　贵州省疾病预防控制中心
胡远东　贵州省疾病预防控制中心
徐莉娜　贵州省疾病预防控制中心
韩　洋　贵州医科大学

“健康贵州”丛书编委会

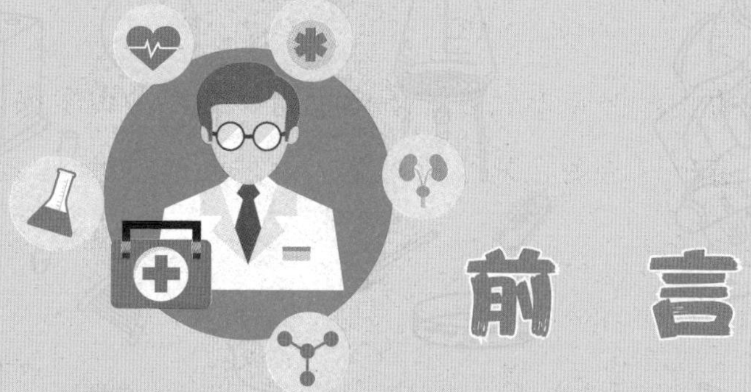

前　言

随着时代的变迁与社会的发展，居民的疾病谱有了明显的变化，多发病、慢性病的发病率增高，特别是高血压、糖尿病、血脂异常等疾病成为影响居民健康的主要危险因素。而人们对健康也有了更高的要求，特别是对于一些常见病、多发病，人们更想了解其相关的科普知识。因此如何有效地提高居民对这些疾病知识的了解程度，提高居民预防疾病的能力，帮助居民树立健康的生活方式成为当下关注的重点与难点。基于此，编者以简单问答的形式，编写了《高血脂和高尿酸的那些事》，解答了与血脂异常、痛风有关的问题，以便居民阅读，不断增强居民对高血脂、高尿酸相关知识的掌握程度，提高居民健康素养。

本书是贵州省疾病预防控制中心编写的“健康贵州”丛书的一册，介绍了高血脂、高尿酸的基础知识、生活干预方式、治疗常识，并对居民和基层医疗机构工作人员的疑问和存在的知识误区进行了解答，力图突出科普的特色。

本书在编写的过程中，得到了编者所在单位同仁的大力支持和帮助，在此表示感谢。另外，由于编者水平与时间有限，不足之处在所难免，请广大读者批评与指正。

编　者

2022 年 6 月

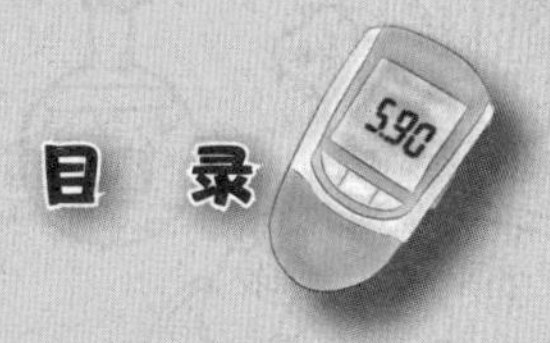

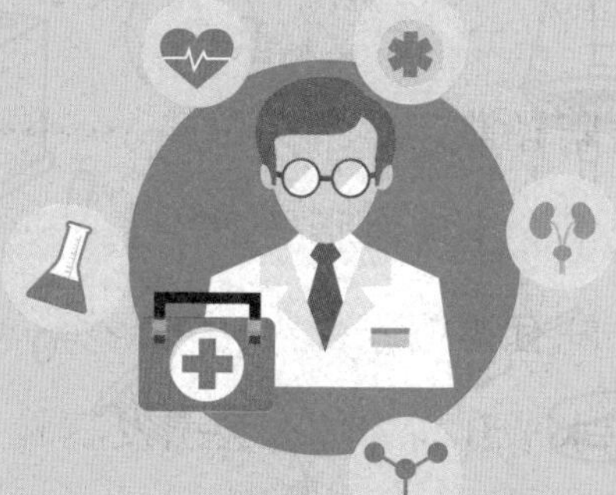

目 录

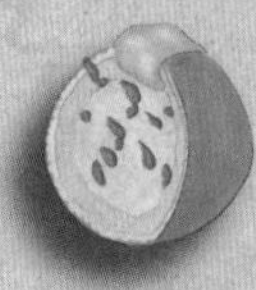

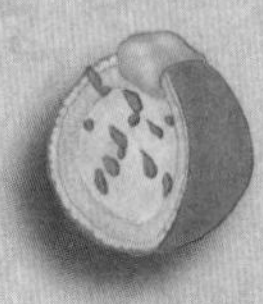

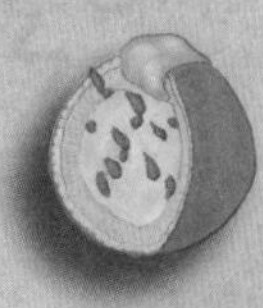

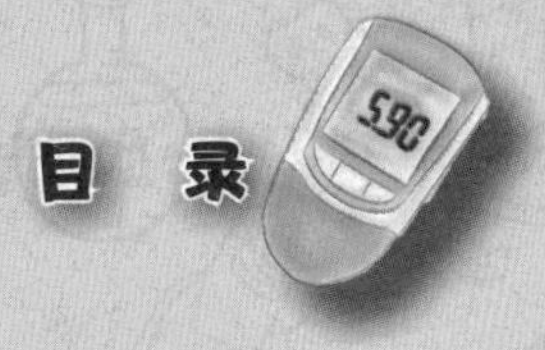

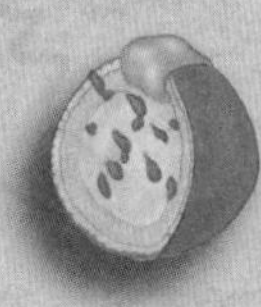

第一篇
高血脂

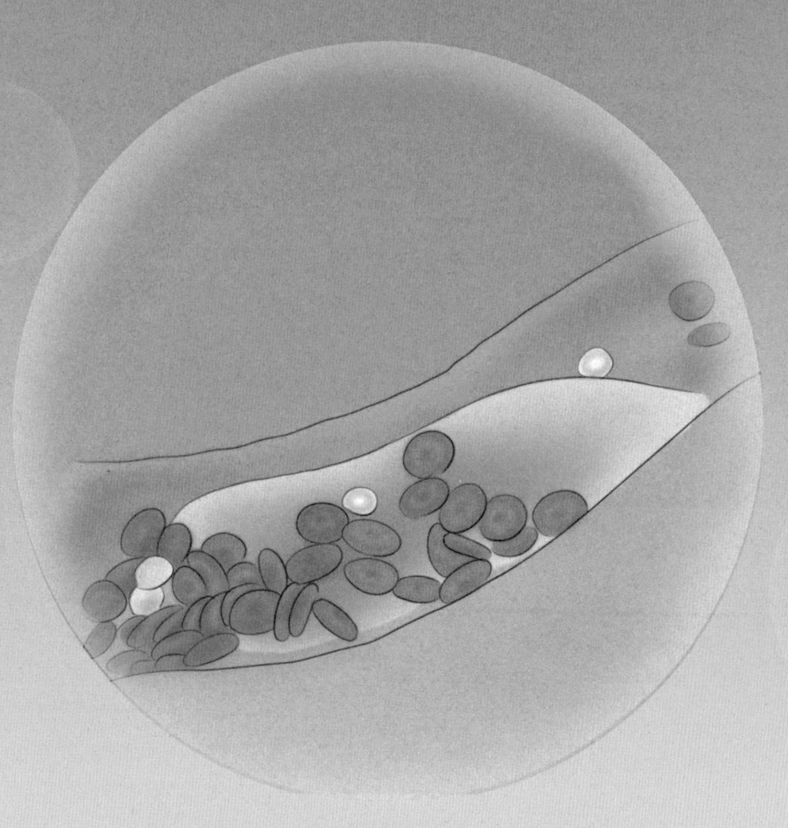

第一部分　基础知识

1. 什么是血脂？

血脂是血浆中的中性脂肪（甘油三酯、胆固醇）和类脂（磷脂、糖脂、脂蛋白和类固醇）的总称。

人体中存在大量的血脂。血脂是细胞代谢的必需物质。血浆中脂类的含量与全身脂类的总量相比，只占了很小的一部分，但它运转于各类组织之间，往往可以反映体内脂类代谢的情况。比如：甘油三酯参与人体能量代谢；胆固醇用于合成细胞内其他物质，如细胞浆膜、类固醇激素、胆汁酸等。

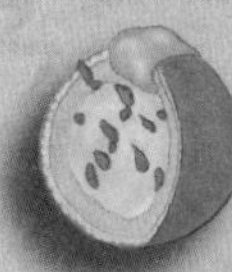

2. 什么是高血脂?

高血脂，又称高脂血症，是指血清中胆固醇和甘油三酯含量增高，包括单一指标或两者皆增高的异常状态。它是一类较为常见的疾病，少数是由全身性疾病所致，绝大多数是由遗传基因缺陷、环境因素所致。

高血脂会引起

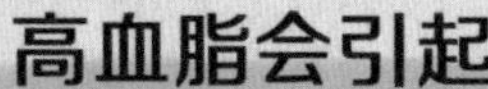

脂肪肝

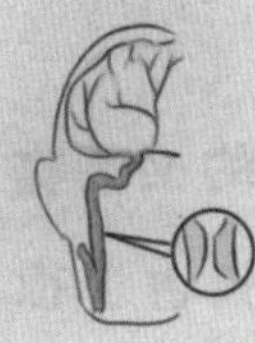

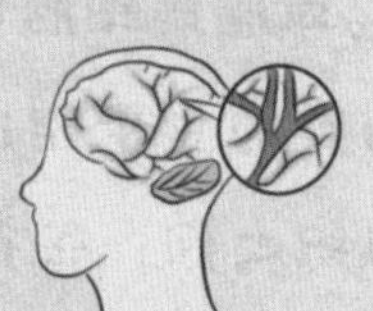

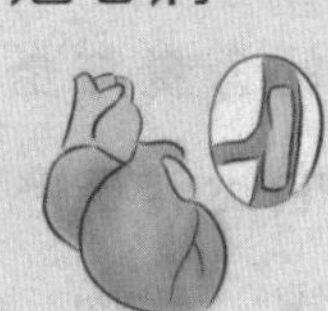

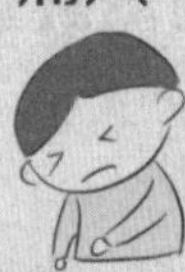

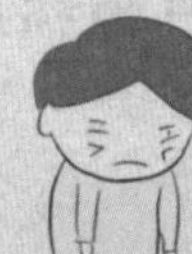

糖尿病

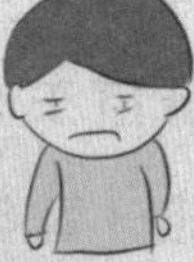

3. 高脂血症有哪些临床表现?

高脂血症的临床表现主要包含两大方面：一是脂质在真皮内沉积引起黄色瘤；二是脂质在血管内皮沉积引起动脉粥样硬化，导致冠心病和周围血管疾病。

由于高脂血症患者黄色瘤的发生率并不高，动脉粥样硬化的发生发展需要很长时间，所以多数高脂血症患者并无明显症状和异常的体征，常在进行血液生化检验时发现。这提示我们经常进行血脂的检查是很有必要的。

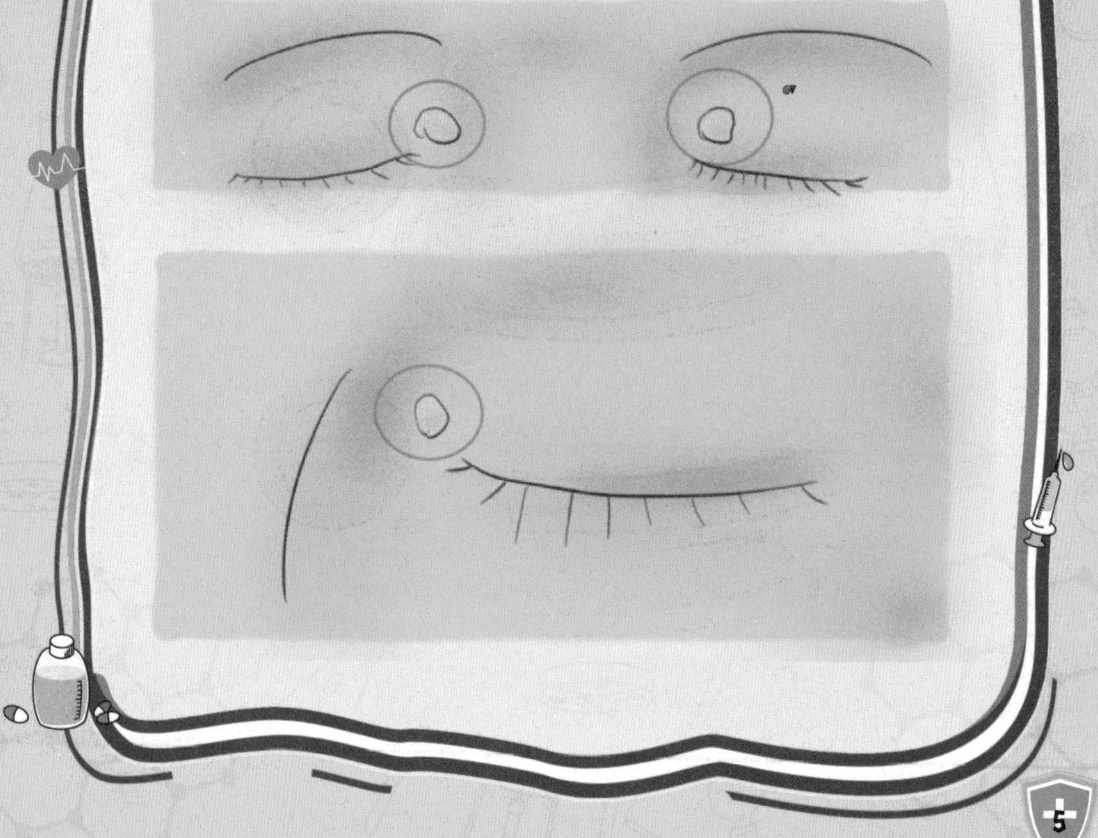

4. 什么是动脉粥样硬化？

动脉粥样硬化是指由富含脂质的炎性斑块沉积于动脉壁，造成动脉壁增厚、管腔狭窄的一类动脉硬化性血管病。一般先从内膜下开始，发生脂质和复合糖类积聚，出血及血栓形成，纤维组织增生及钙质沉着，伴有动脉中层的逐渐蜕变和钙化，病变常累及大中动脉。由于在动脉内膜积聚的脂质外观呈黄色粥样，所以称动脉粥样硬化。动脉粥样硬化是导致冠心病、脑梗死、周围血管疾病的主要原因。

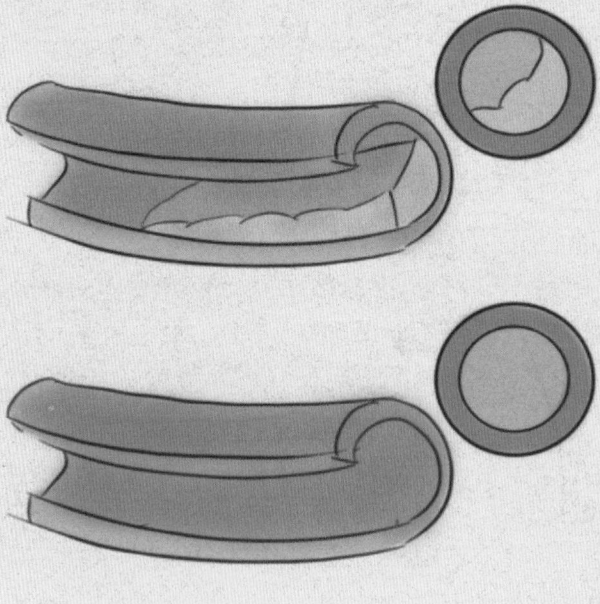

5. 脂蛋白是什么？

血脂不溶于水，必须与特殊的蛋白质（即载脂蛋白）结合形成脂蛋白才能溶于血液，被运输至组织进行代谢。

脂蛋白主要分为四类：乳糜微粒、极低密度脂蛋白、低密度脂蛋白和高密度脂蛋白。

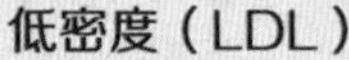

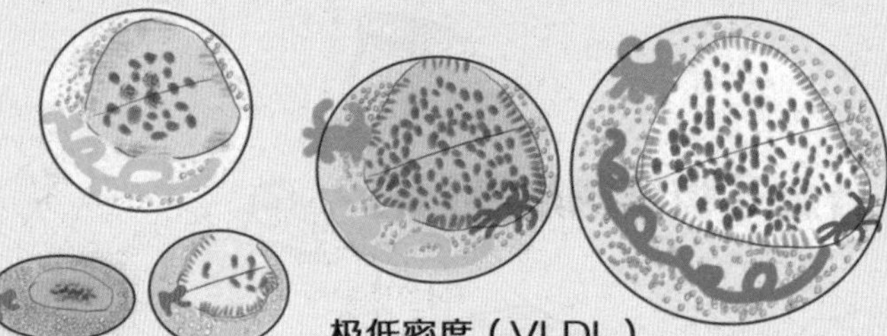

脂蛋白主要有四类,高密度脂蛋白(HDL)，低密度脂蛋白(LDL),极低密度脂蛋白(VLDL)，乳糜微粒(CM)。

6. 什么是乳糜微粒?

乳糜微粒是指肠部合成的富含甘油三酯的脂蛋白，来源于食物脂肪，颗粒最大，密度最低，其外源性甘油三酯含量达 95%。乳糜微粒主要负责运输饮食中的胆固醇和甘油三酯到全身的多个组织。

将餐后及某些病理状态下的血清试管放在 4℃ 的环境中静置过夜，乳糜微粒会漂浮到血清上层凝聚，呈现白色浑浊物，这是观测乳糜颗粒的方法。

7. 什么是极低密度脂蛋白?

极低密度脂蛋白在肝脏合成，约含 50% 甘油三酯。由于其富含甘油三酯，与乳糜微粒一起被称为富含甘油三酯的脂蛋白。在没有乳糜微粒存在的血清中，甘油三酯水平的高低能反映极低密度脂蛋白的多少。由于极低密度脂蛋白分子比乳糜微粒小，当空腹 12 h 血清甘油三酯水平正常时，血清清亮透明；当空腹 12 h 血清甘油三酯水平 > 3.4 mmol/L（300 mg/dL）时，血清呈乳状光泽直至混浊。

8. 什么是低密度脂蛋白？

低密度脂蛋白由极低密度脂蛋白转化而来，低密度脂蛋白含50% ~ 70%胆固醇，是血液中胆固醇含量最多的脂蛋白，所以在一般情况下，胆固醇与低密度脂蛋白的变化情况基本一致，会呈现低密度脂蛋白越高，胆固醇越高的情况。同样，低密度脂蛋白也是动脉粥样硬化的危险因素。

由于低密度脂蛋白颗粒小，即使低密度脂蛋白胆固醇的浓度很高，血清也不会混浊。低密度脂蛋白中的载脂蛋白95%以上为载脂蛋白B100。低密度脂蛋白在血浆中起转运内源性胆固醇及胆固醇酯的作用。

9. 什么是高密度脂蛋白？

高密度脂蛋白合成的主要场所是肝、肠和血液。高密度脂蛋白是颗粒最小的血浆脂蛋白，其中脂质和蛋白质几乎各占一半。高密度脂蛋白中的载脂蛋白以载脂蛋白A1为主。高密度脂蛋白是一类异质性脂蛋白，可将多余的胆固醇从周围组织细胞转运到肝脏，然后经过相应的代谢途径，转化为胆汁酸排出，此过程称胆固醇逆向转运。所以，与胆固醇、低密度脂蛋白不同，血浆中高密度脂蛋白含量的高低与患心血管疾病的风险大小呈负相关。

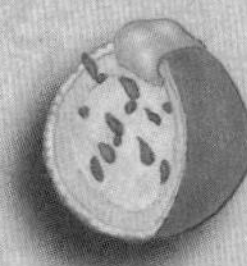

10. 什么是非高密度脂蛋白胆固醇?

非高密度脂蛋白胆固醇是指除高密度脂蛋白以外的其他脂蛋白中含有的胆固醇总和。非高密度脂蛋白胆固醇作为动脉粥样硬化性心血管疾病及其高危人群防治时调脂治疗的次要目标，适用于甘油三酯在 2.3 ~ 5.6 mmol/L（200 ~ 500 mg/dL），低密度脂蛋白不高或已达治疗目标的个体。

11. 什么是血脂异常?

血脂异常是指由于脂肪代谢或运转异常使血中脂质 / 脂蛋白升高或降低的病理状态，包括胆固醇升高、低密度脂蛋白胆固醇升高、高密度脂蛋白胆固醇降低、甘油三酯升高或者它们之间的联合。

12. 什么情况下会出现血脂异常?

每个血脂异常患者的致病因素是不一样的，主要归结为以下两种情况：

（1）摄入的食物热量太高，被转化为血脂。比如大量摄入碳水化合物，身体会将多摄入的碳水化合物转化为甘油三酯储存。

（2）代谢能力下降，正常摄入的脂肪不能被代谢。比如甲状腺功能减退、消耗脂肪的能力下降，导致血脂升高。

13. 高甘油三酯有哪些危害?

当血液中的甘油三酯水平升高时，其乳糜颗粒和极低密度脂蛋白增多，它们的代谢产物也随之增多，这些被分解为碎片的脂蛋白颗粒，可能堵塞人体的血管，形成动脉粥样硬化，如果堵塞比较严重的话，还会造成血栓，引起心脏疾病等。另外，当甘油三酯水平过高时，还可引发急性胰腺炎，严重时可导致死亡。

14. 甘油三酯水平升高为什么会引发胰腺炎?

甘油三酯水平升高对胰腺有三个方面的影响：第一，甘油三酯水平升高会使血液黏滞度增高，从而引起胰腺的微循环障碍和组织缺氧；第二，甘油三酯水平升高会导致富含甘油三酯的脂蛋白颗粒聚集，容易堵塞胰腺血管；第三，胰腺中存在大量脂肪酶，在甘油三酯水平升高的情况下，脂肪酶可作用于甘油三酯，从而释放出有毒的游离脂肪酸，对胰腺产生毒性作用，导致胰腺炎的发生。

15. 低密度脂蛋白是怎样导致动脉粥样硬化的?

低密度脂蛋白可以穿过血管内皮“粘”到血管内壁上，粘在血管内壁上的低密度脂蛋白被改造成氧化型低密度脂蛋白后，会被巨噬细胞吞噬，形成泡沫细胞，并且不断地融合，构成动脉粥样硬化斑块的脂质核心，进而导致动脉粥样硬化。

16. 为什么低密度脂蛋白胆固醇值高了不好?

低密度脂蛋白胆固醇可以理解为“不好”的胆固醇，如果血浆中低密度脂蛋白胆固醇水平升高，它将沉积于心、脑等部位的血管壁上，逐渐形成动脉粥样硬化斑块，使血管弹性减弱，血液的运输能力降低，严重时会阻塞血管，引起冠心病、脑卒中和周围血管疾病。

17. 为什么高密度脂蛋白胆固醇值低了不好?

高密度脂蛋白胆固醇可以理解为“好”的胆固醇，它具有胆固醇逆向转运作用，能够将动脉壁中多余的胆固醇转运到肝脏，然后经过相应的代谢途径，转化为胆汁酸排出。因此它能阻止低密度脂蛋白的聚集作用，减少脂质在血管壁的沉积，起到与低密度脂蛋白胆固醇相反的作用，可以说是冠心病的保护因子。所以，高密度脂蛋白胆固醇水平降低是对身体有害的。

18. 哪些因素会导致低密度脂蛋白胆固醇水平升高?

因为血浆中胆固醇的主要组成部分是低密度脂蛋白胆固醇，所以引起总胆固醇水平升高的因素也是导致低密度脂蛋白胆固醇水平升高的因素，比如爱吃动物的内脏、缺乏合理的运动等。

19. 哪些因素会导致高密度脂蛋白胆固醇水平下降?

导致高密度脂蛋白胆固醇水平下降的因素很多，包括遗传因素、药物因素、疾病和生活方式等。如肥胖可导致高密度脂蛋白胆固醇水平下降；糖尿病、肝脏疾病也可导致高密度脂蛋白胆固醇水平下降；低脂肪饮食和营养不良也可导致高密度脂蛋白胆固醇水平下降。

20. 只要高密度脂蛋白胆固醇值高就不会发生冠心病了吗?

这种说法是错的。如果高密度脂蛋白胆固醇水平高伴随总胆固醇和低密度脂蛋白胆固醇水平升高，同样会增加患冠心病的风险。所以这个时候，我们要看总胆固醇和高密度脂蛋白胆固醇的比值，通常情况下，这个比值的正常范围是 3 ～ 5.5，男性最好低于 4.5，女性最好低于 3.5。

21. 什么是三高？

三高通常是指高血压、高血糖、高血脂，也就是医学中的高血压、糖尿病和高脂血症。这是三种独立的疾病，三者相互作用、相互影响。比如，血脂升高会逐渐形成动脉粥样硬化斑块，造成血管狭窄、血管弹性减弱，血管流动过程中内压增高，促进高血压的形成；血糖升高会导致血脂异常，血脂异常也是糖尿病的危险因素。

三高的危害

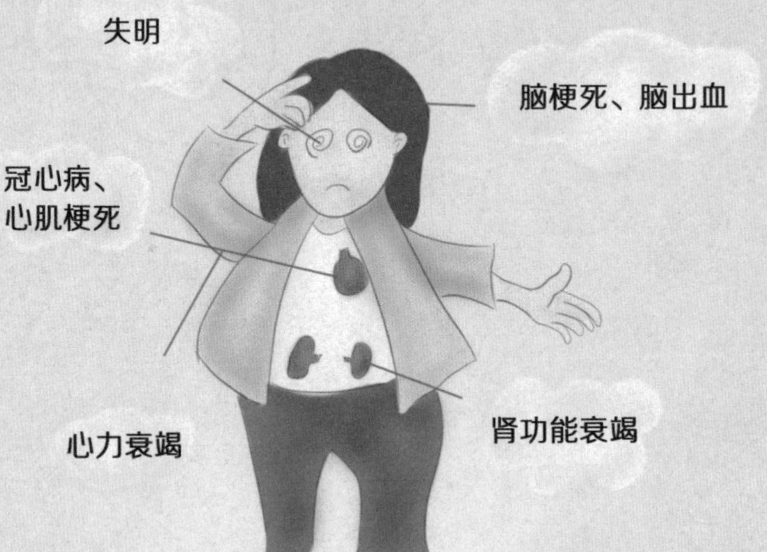

失明

脑梗死、脑出血

冠心病、
心肌梗死

肾功能衰竭

心力衰竭

22. 什么是原发性高脂血症?

原发性高脂血症是由自身原因导致的血脂升高，不包括全身系统性疾病和药物等因素引起的血脂升高，主要与遗传因素、饮食习惯、生活方式等有关。

23. 什么是继发性高脂血症?

继发性高脂血症是指由全身系统性疾病导致的血脂升高，比如糖尿病、肾病综合征、甲状腺功能减退等导致的血脂升高。另外，某些药物也可导致血脂升高。

24. 什么是家族性高脂血症?

家族性高脂血症是指由遗传基因异常所致的血脂升高，具有家族聚集性的特点。

25. 家族性高脂血症如何判断?

因患者家族中有多名亲属发生了高脂血症，就初步判断该患者的高脂血症为家族性高脂血症，这是不科学的。因为这种情况也可能是他们共同的生活习惯和饮食结构导致的。

家族性高脂血症的特点有两个：一是患者年轻时就出现严重的胆固醇升高；二是身体的不同部位会出现黄色瘤。

如果患者父母身上有黄色瘤，并伴有高胆固醇，就要考虑为家族性高脂血症了，但需要到医院检查，最终确定。

26. 高脂血症对眼睛有什么影响?

少数高脂血症患者还可出现老年环和高脂血症眼底改变。老年环若发生在 40 岁以下，则多伴有高脂血症，以家族性高胆固醇血症多见，但特异性不强。高脂血症眼底改变是由富含甘油三酯的大颗粒脂蛋白沉积在眼底小动脉上引起光折射所致，常常是严重的高甘油三酯血症的特征表现。

27. 黄色瘤是什么?

黄色瘤是高脂血症最重要的临床表现，呈现局限性的皮肤隆起，颜色以黄色为主，偶有其他颜色如橘黄色和棕红色，形状有结节状、斑块状、小丘样状，压触时无痛感。黄色瘤是由巨噬细胞吞噬脂质后大量堆积所致。

28. 黄色瘤一般分为几种?

根据形态和部位，黄色瘤一般可分为 6 种：肌腱黄色瘤、掌皱纹黄色瘤、疹性黄色瘤、扁平黄色瘤、结节性黄色瘤、结节疹性黄色瘤。

29. 肌腱黄色瘤有什么特点?

肌腱黄色瘤是一种特殊类型的结节状黄色瘤，因发生在肌腱部位而得名。常见于跟腱、手或足背伸侧肌腱、膝部股直肌腱和肩三角肌腱等。肌腱黄色瘤在家族性高胆固醇血症患者中比较常见。

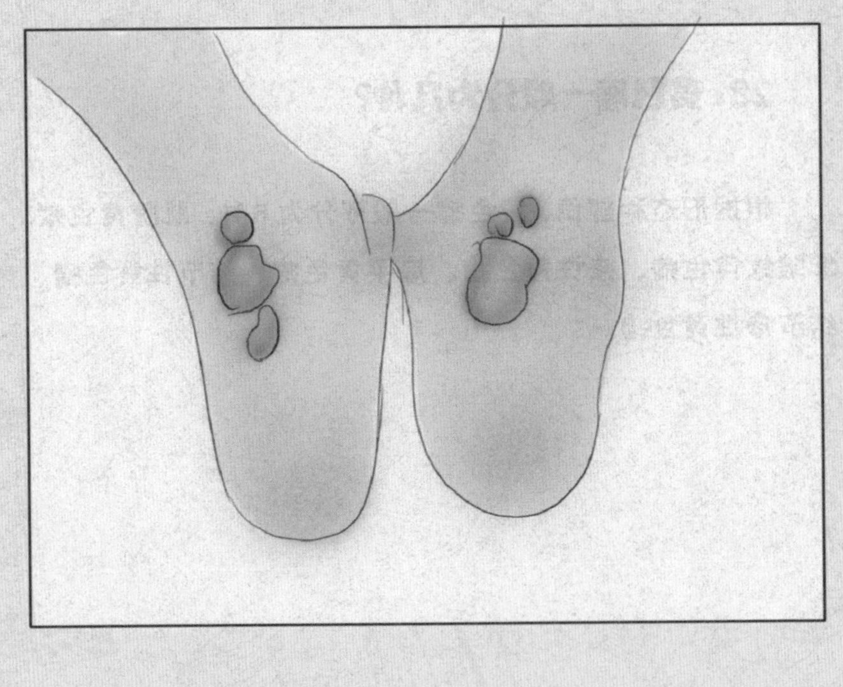

30. 掌皱纹黄色瘤有什么特点？

掌皱纹黄色瘤是一种发生在手部的线条状扁平黄色瘤，呈橘黄色轻度凸起状，分布于手掌及手指间褶皱处。

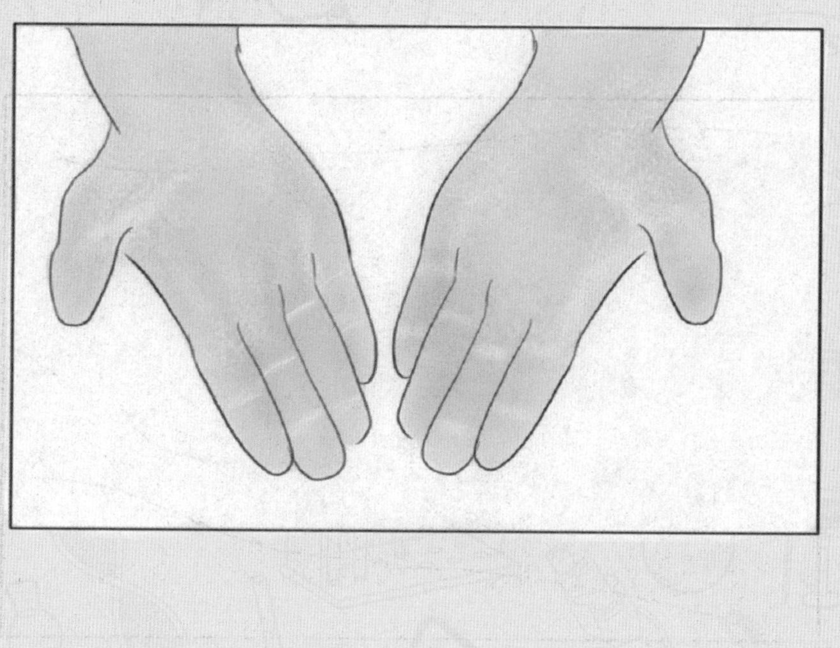

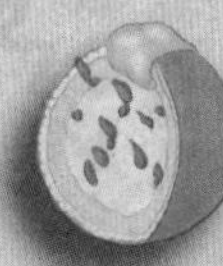

31. 疹性黄色瘤有什么特点？

疹性黄色瘤表现为针头或火柴头大小的丘疹，橘黄色或棕黄色，瘤体基底部常有炎症，有时可累及口腔黏膜。疹性黄色瘤在高甘油三酯血症患者中比较常见。

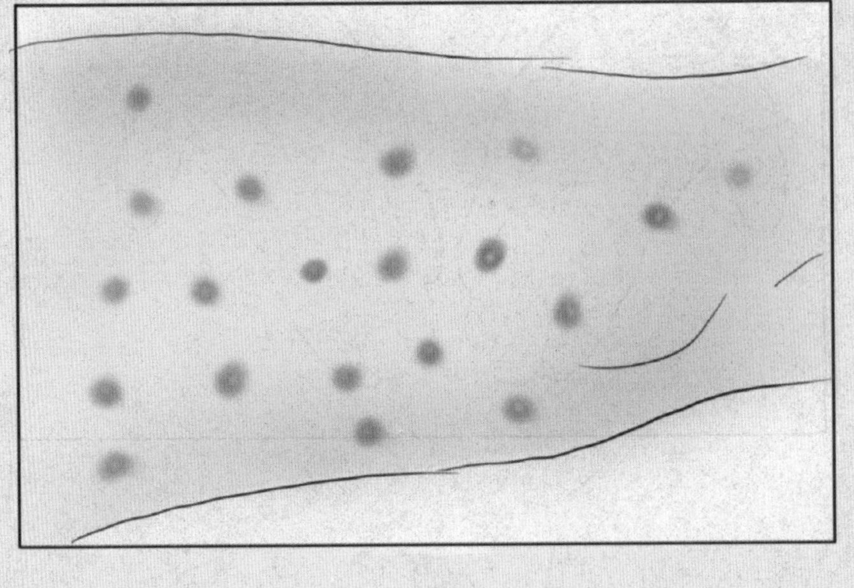

32. 扁平黄色瘤有什么特点？

扁平黄色瘤是发生于眼睑周围的黄色或者橘黄色略高出皮面的扁平丘疹状或片状瘤，边界清楚，质地柔软。扁平黄色瘤在血脂异常患者中较为常见。

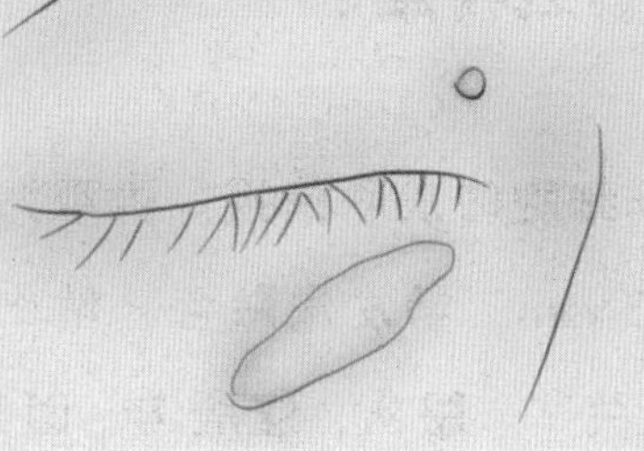

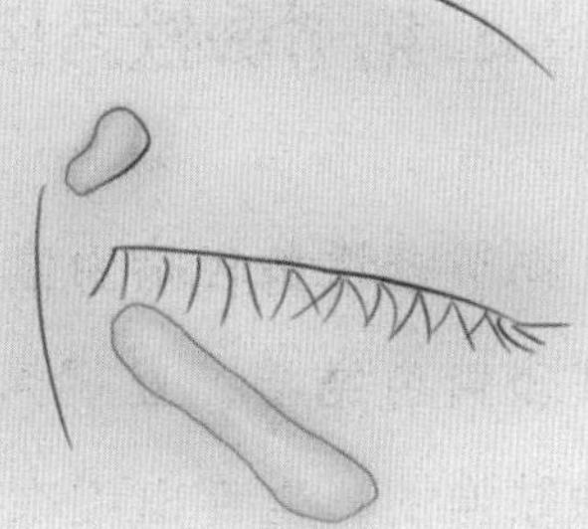

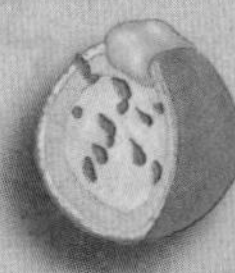

33. 结节性黄色瘤有什么特点？

结节性黄色瘤为富含泡沫细胞的皮肤病损。表现为淡红色或橙色结节，表面有光泽，直径可达3 cm，可移动，无压痛，常见于四肢伸侧，也可发生于黏膜及内脏。长期存在而不消退。

34. 结节疹性黄色瘤有什么特点？

结节疹性黄色瘤为富含泡沫细胞的皮肤病损。表现为粉色或淡黄色结节，直径为 3 ～ 8 mm，常发生融合，常出现在四肢伸侧，也可出现在指 / 趾关节、腋窝、腹股沟、面部、臀部及黏膜等处。

35. 血脂水平在正常范围就是好的吗?

血脂水平在正常范围，一般是指没有基础疾病的情况下应有的血脂水平。对患有糖尿病、冠心病、脑血管疾病或者其他动脉粥样硬化性疾病者血脂的控制要更加严格，所以不能用正常人的指标来判断其血脂是否达标。

36. “血脂异常”“高脂血症”“血脂代谢紊乱”是一回事吗?

“高脂血症”是一种很常见的病症，但不是只有血脂升高才是不健康的，高密度脂蛋白胆固醇下降对身体也是有害的。

“血脂异常”“血脂代谢紊乱”是指机体内血脂的代谢平衡出现了问题，包括了血脂成分的升高或者降低。因此“高脂血症”只是“血脂异常”“血脂代谢紊乱”的一种类型。

37. 饮酒对高血脂患者有什么危害?

少量饮酒会使高血脂患者的甘油三酯水平进一步升高，大量饮酒则会显著升高高血脂患者的甘油三酯水平。所以建议高血脂患者限酒，最好戒酒。

38. 吸烟对高血脂患者有什么危害?

吸烟和高血脂都是动脉粥样硬化的危险因素，因此高血脂患者如果吸烟，动脉粥样硬化会加重，更容易患心脑血管疾病。

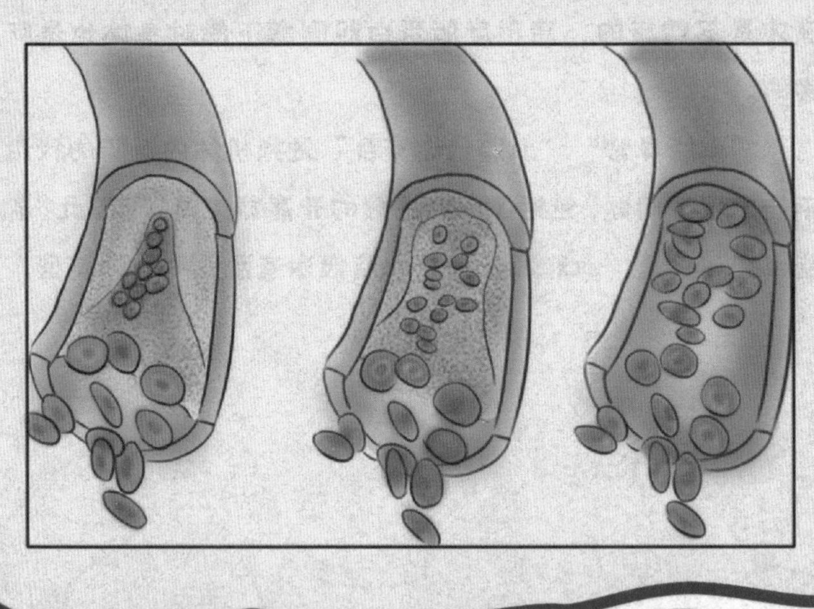

39. 如何判断体重、腰围、体脂是否超标?

正常体重：体质指数（BMI）* 为 18.5 ～ 23.9 kg/m²，同时男性腰围不超过 90 cm，女性腰围不超过 85 cm。

中国成人体质指数和腰围与疾病风险关系				
分类	体质指数/kg · m⁻²	腰围/cm		
		正常	预警	超标
		男：<85	男：85~95	男：≥95
		女：<80	女：80~90	女：≥90
体重过低	<18.5	—	—	—
体重正常	18.5~23.9	—	疾病风险↑	疾病风险高
超重	24.0~27.9	疾病风险↑	疾病风险高	疾病风险极高
肥胖	≥28	疾病风险高	疾病风险极高	疾病风险极高

* 体质指数（BMI）= 体重（kg）/ 身高 ^{2}（m^2）

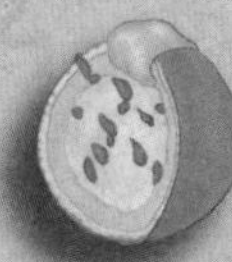

40. 哪些人需要每年检查血脂?

健康的成年人以 3 ～ 5 年检查 1 次血脂为佳。有以下情况者需每年检查血脂：

（1）家族成员中有冠心病、脑卒中或其他动脉粥样硬化性疾病者，直系亲属中有早发病者或早期病死者。

（2）患有高血压、糖尿病、冠心病、脑血管疾病或其他动脉粥样硬化性疾病者。

（3）体形偏胖或肥胖者、吸烟者。

（4）年龄大于 45 岁的男性或绝经后的女性。

（5）有头晕、头痛、失眠、胸闷气短、记忆力下降、注意力不集中、健忘、四肢沉重或肢体麻木症状者。

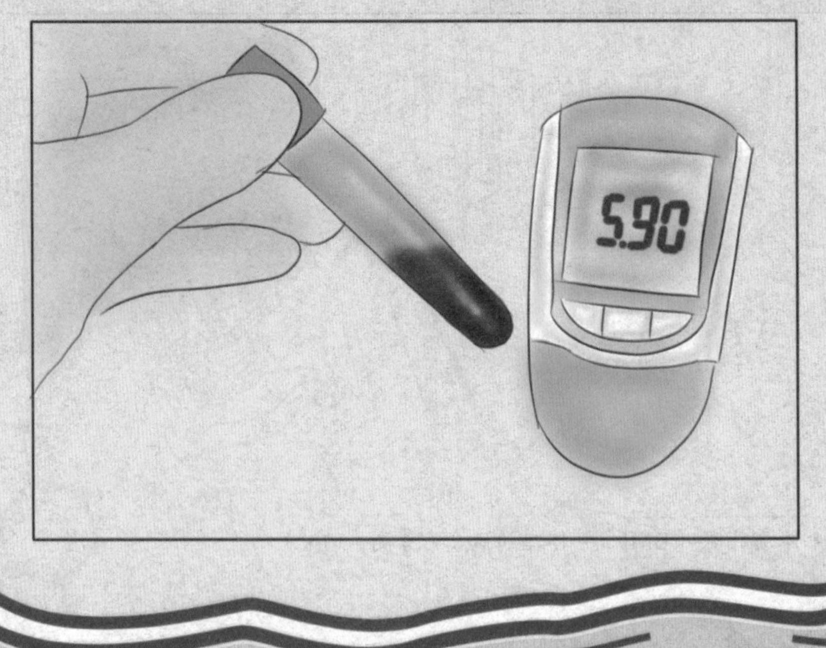

41. 检查血脂前需要注意哪些事项?

多种因素会对血脂指标产生影响，因此在检查血脂前需注意以下事项：

（1）采血前 2 周内保持相对稳定的饮食与运动。

（2）采血前 24 h 内不能进行剧烈运动。

（3）采血前 12 h 内需要禁食（可以少量饮水，一般不超过 500 mL）。

（4）采血前可以继续服用每天需要服用的药物，但要提前告诉医生药物的种类与剂量。

（5）一般取坐位姿势采血，在采血前需要静坐休息 5 min。

（6）采完血后需要及时将血样送到化验室，过程中避免将血样暴露在过冷或过热的环境中，不可剧烈地摇动血样。

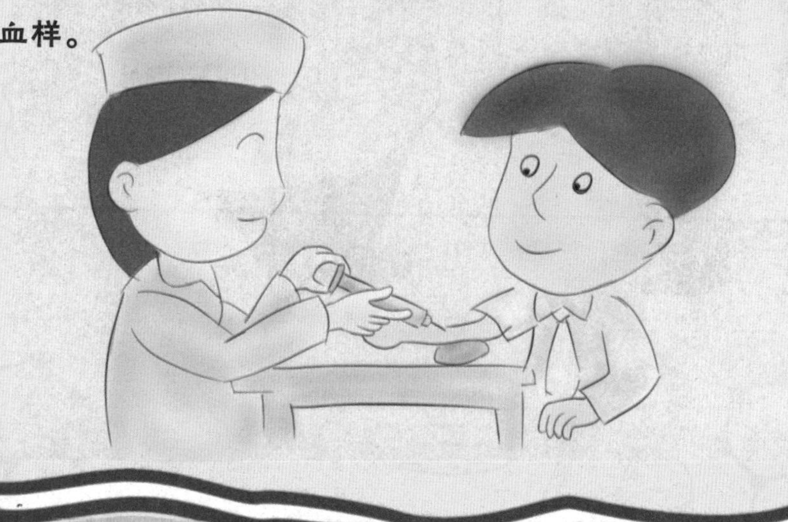

42. 血脂化验单上的总胆固醇值代表什么?

总胆固醇值 <5.2 mmol/L（200 mg/dL），代表正常。

总胆固醇值 ≥ 6.2 mmol/L（240 mg/dL），代表总胆固醇升高。

总胆固醇值在某些情况下可以提示低密度脂蛋白胆固醇水平。

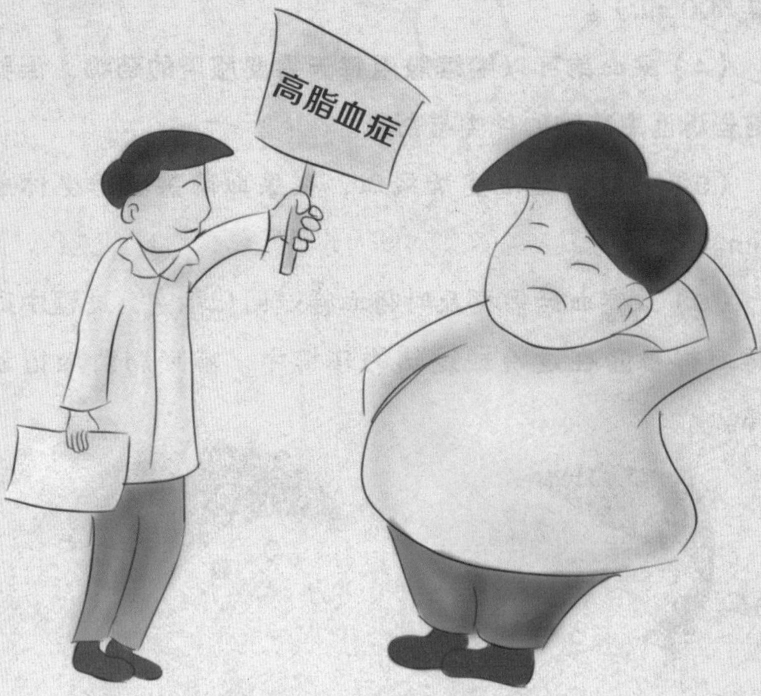

43. 血脂化验单上的高密度脂蛋白胆固醇值代表什么？

高密度脂蛋白胆固醇值 <1.0 mmol/L（40 mg/dL），代表高密度脂蛋白胆固醇水平降低。

如果高密度脂蛋白胆固醇水平降低，患冠心病的危险性增加，升高则患冠心病的危险性降低。

44. 血脂化验单上的低密度脂蛋白胆固醇值代表什么？

低密度脂蛋白胆固醇值 <3.40 mmol/L（130 mg/dL），代表正常。

低密度脂蛋白胆固醇值 ≥ 4.1 mmol/L（160 mg/dL），代表低密度脂蛋白胆固醇水平升高。

低密度脂蛋白胆固醇水平升高是血脂异常的重要指标，也是动脉粥样硬化和冠心病的重要危险因素之一。

45. 血脂化验单上的甘油三酯值代表什么？

甘油三酯值 <1.70 mmol/L（150 mg/dL），代表正常。

甘油三酯值 ≥ 2.3 mmol/L（200 mg/dL），代表甘油三酯水平升高。

甘油三酯值除了可以评估患者是否坚持服药，还可以了解血脂的整体控制水平。

46. 血脂化验单上的载脂蛋白 A1 值代表什么？

载脂蛋白 A1 值在 1.20 ～ 1.60 g/L 时，代表正常。

血清载脂蛋白 A1 值可以反映高密度脂蛋白胆固醇水平，与其呈明显正相关。

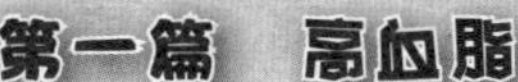

47. 血脂化验单上的载脂蛋白 B 值代表什么?

载脂蛋白 B 值在 0.80 ～ 1.10 g/L 时，代表正常。

血清载脂蛋白 B 值主要反映低密度脂蛋白胆固醇水平，与其呈明显正相关。

抽血查血脂有哪些指标

总胆固醇 → 低点好

甘油三酯 → 低点好

低密度脂蛋白胆固醇 → 低点好

→ 坏胆固醇

高密度脂蛋白胆固醇 → 高点好

→ 好胆固醇

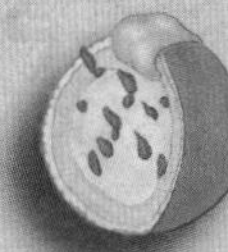

第二部分　生活干预

1. 高血脂患者生活方式指导原则包括哪些?

（1）养成良好的饮食习惯及生活方式。

（2）限制高脂肪、高胆固醇性食物的摄入。

（3）控制能量及营养素的供能比例，并保持健康体重。

（4）配合规律的降血脂药物治疗，并定期监测和随诊。

2. 高血脂患者怎么保持营养均衡?

食物多样、谷类为主是平衡膳食模式的重要特征。高血脂患者每日的膳食应包括谷薯类、蔬菜水果类、禽肉类、鱼类、蛋类、奶类、坚果类等食物，平均每天摄入 12 种以上食物，每周 25 种以上。

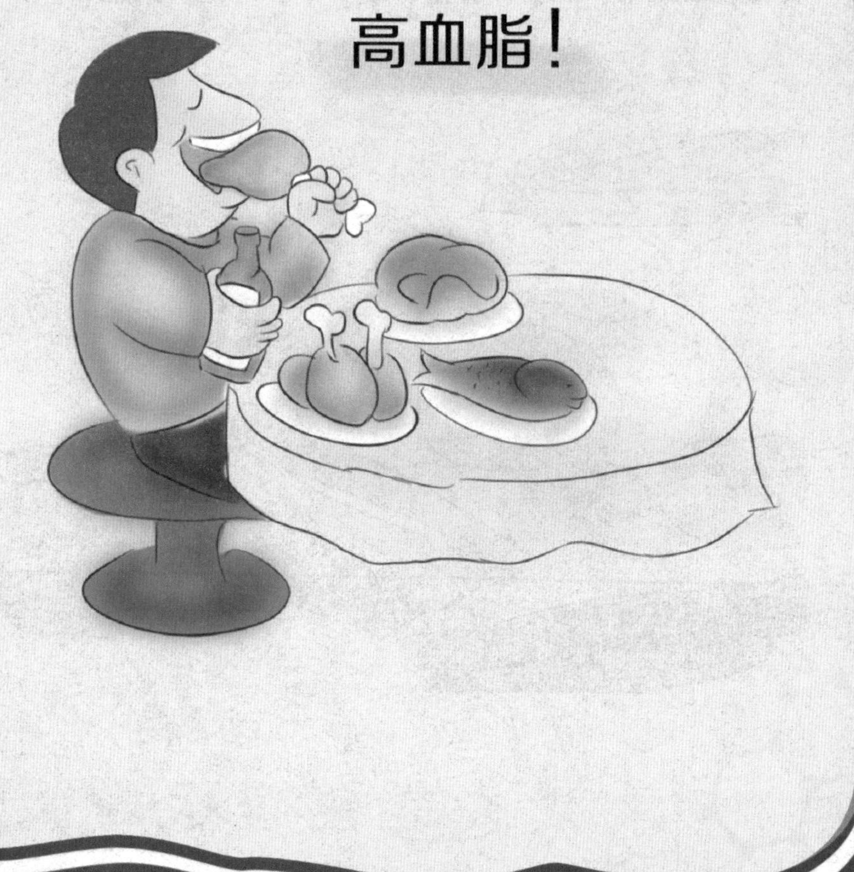

3. 高血脂患者怎么吃蔬菜?

高血脂患者一日三餐都要有新鲜蔬菜，总摄入量应达 300 ~ 500 g。蔬菜中脂肪含量较少，而含有的粗纤维可以阻止胆固醇在肠道的吸收，降低血液黏滞度，含有的维生素 C 具有降血脂的作用。

可选用的蔬菜：小油菜、韭菜、秋葵、西兰花、菜花、青椒、西红柿、茄子、黄瓜、胡萝卜、洋葱、大蒜等。

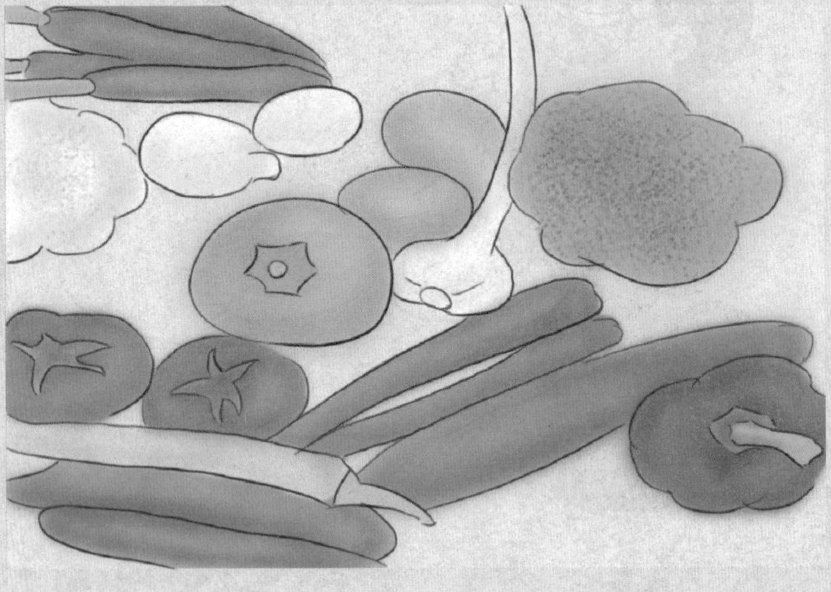

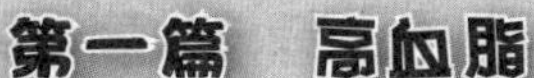

4. 高血脂患者吃大豆的好处有哪些?

大豆及豆制品含有丰富的卵磷脂，可以为机体利用。卵磷脂可降低血液中的胆固醇水平，使血液黏滞度得到改善，防治高黏度综合征。

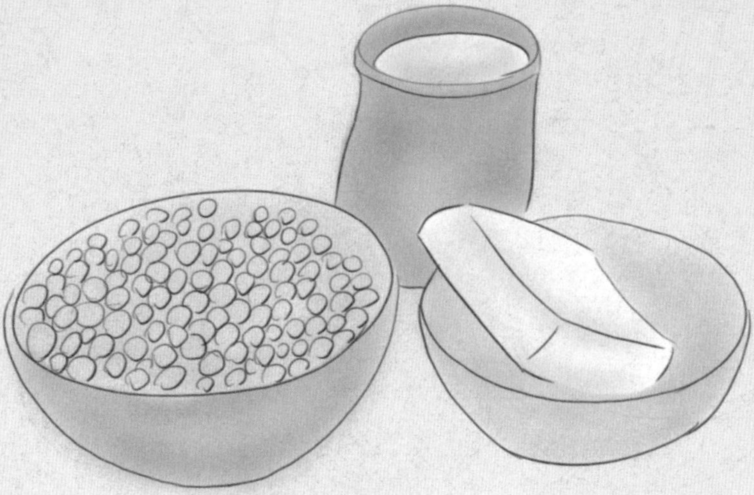

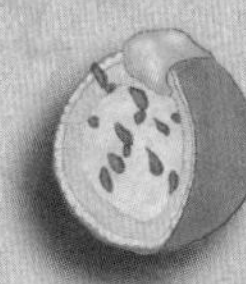

5. 高血脂患者怎么吃水果?

高血脂患者应保证每天摄入 200 ~ 350 g 新鲜水果，不能用含糖果汁饮料和人工果汁代替新鲜水果。

新鲜水果具有降脂作用，比如苹果、梨、猕猴桃、油桃、黄桃、橘子、橙子、柚子、香蕉、圣女果、芒果、火龙果等。

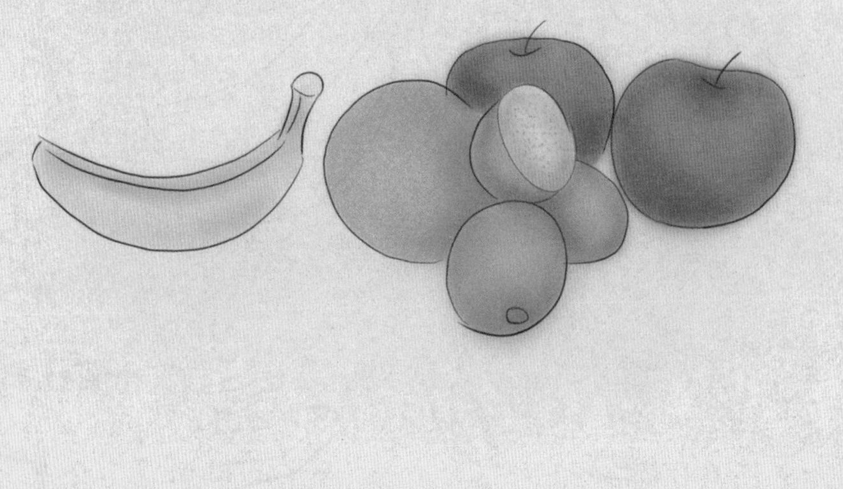

6. 高血脂患者怎么选择烹调油?

高血脂患者每天的烹调油摄入量应少于 30 g，首选含不饱和脂肪酸的植物油，以橄榄油、芝麻油、玉米油、花生油等为佳，因为不饱和脂肪酸能降低低密度脂蛋白胆固醇水平、提高高密度脂蛋白胆固醇水平，具有预防动脉粥样硬化的作用。

7. 高血脂患者可以吃的鱼有哪些?

建议高血脂患者吃深海的冷水鱼，常见的如黄花鱼、秋刀鱼、带鱼等，因为这些鱼类含有 ω-3 脂肪酸。ω-3 脂肪酸能降低人体内的甘油三酯水平和胆固醇水平，预防动脉粥样硬化和心血管疾病。

8. 高血脂患者怎么吃含有饱和脂肪的食物?

奶油、猪油、牛油等动物油，棕榈油、椰子油等热带植物油，均含有饱和脂肪酸，高血脂患者每日摄入含饱和脂肪酸油脂的量不应超过总能量的 20% ~ 30%。因为饱和脂肪酸摄入过多，会增加人体内中性脂肪含量，引起肥胖和血脂异常。

9. 常吃大蒜对高血脂患者的好处有哪些?

大蒜含有一种叫“阿利西纳”的成分，可以舒张血管，消除积存在血管中的脂肪，有助于降低人体内胆固醇水平和甘油三酯水平。

10. 含胆固醇高的食物有哪些？每天应摄入多少胆固醇？

含胆固醇高的食物有蛋黄、皮蛋、动物内脏、鲜鱿鱼、墨鱼、生蚝、虾、鲳鱼等。胆固醇摄入过多，会导致动脉粥样硬化，引起心脑血管疾病，正常人胆固醇摄入量每天应小于 300 mg，高血脂患者胆固醇摄入量每天应小于 200 mg。

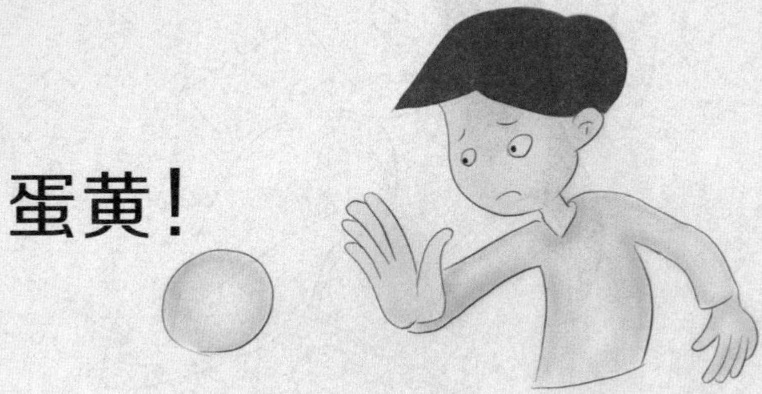

蛋黄！

11. 高血脂患者每天应饮用多少水？

高血脂患者因为其血液黏滞度高，血流速度慢，血小板在局部容易沉积，形成血栓，所以要足量饮用白开水和茶水。成年人应每天饮用 7 ～ 8 杯（1500 ～ 1700 mL）水，这样有利于冲淡血液，改善血液黏滞度，保持体内血液循环顺畅。

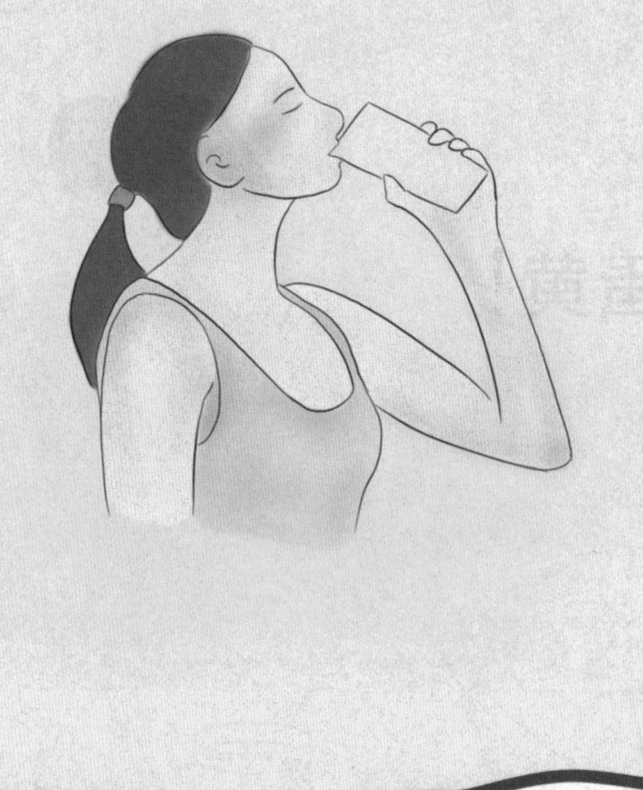

12. 高血脂患者怎么吃晚餐？

晚间各种消化酶分泌比白天多，导致食物容易被消化和吸收。晚餐吃得多，会增加发胖的风险；晚餐的食物味道重或者难以消化，会加快胆固醇在动脉壁上的沉积，促进动脉粥样硬化的发生。所以建议晚餐摄入的热量应控制在当天总热量的30%。

多吃各式水果蔬菜

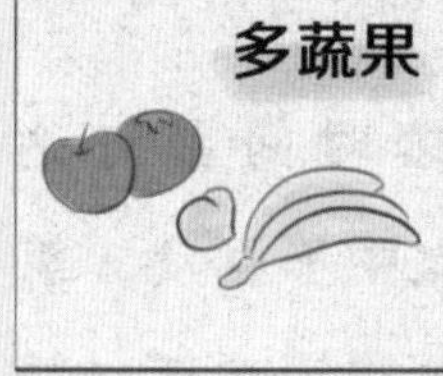

多吃糙米、大麦、燕麦等

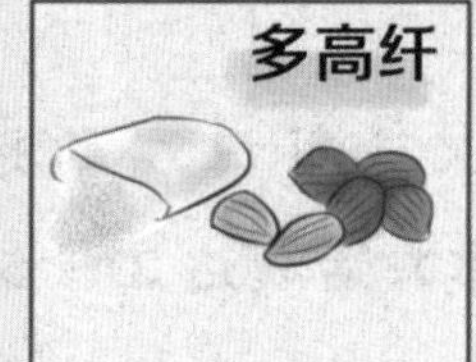

少用动物油,如猪油;适量使用植物油,如芥子油

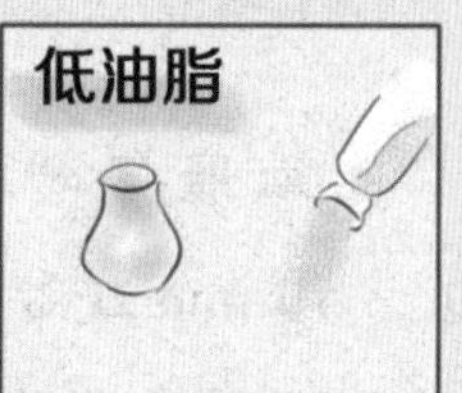

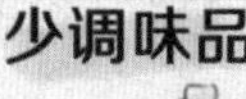

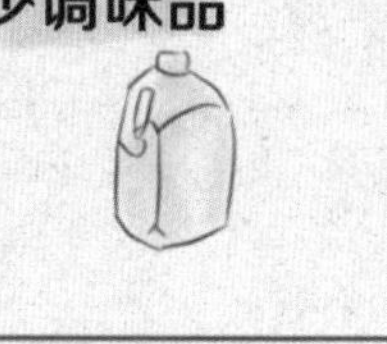

少糖、少盐、少味素、少胡椒

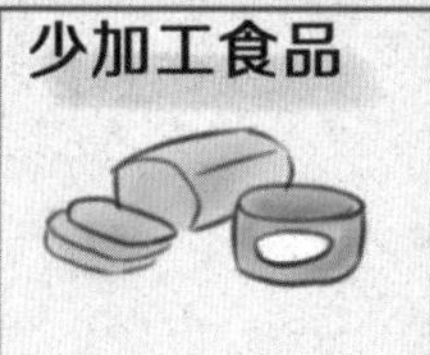

少吃火腿香肠、泡菜等

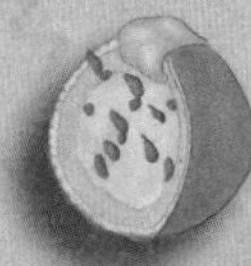

13. 高血脂患者如何戒烟？

一次性完全戒断法适用于烟瘾小者，逐步减少吸烟量适用于烟瘾大者。如果戒断症状明显的可用尼古丁替代疗法，但避免零食替代，因为零食含糖量高，会有引发血糖升高和肥胖的危险。

14. 高血脂患者适宜的运动量是多少？

高血脂患者以每次或每日运动持续时间累计达 30 ～ 45 min 或者每周体力活动达 3 ～ 5 次中等强度，第 2 天无不适感且精力充沛为佳。有规律的体育锻炼可以帮助高血脂患者控制体重，降低低密度脂蛋白胆固醇水平。

15. 高血脂患者适宜的运动方式有哪些?

快走、慢跑、骑自行车、游泳、做广播操、登山、打乒乓球、打太极拳等有氧运动，运动强度达到中等强度，均适合高血脂患者。

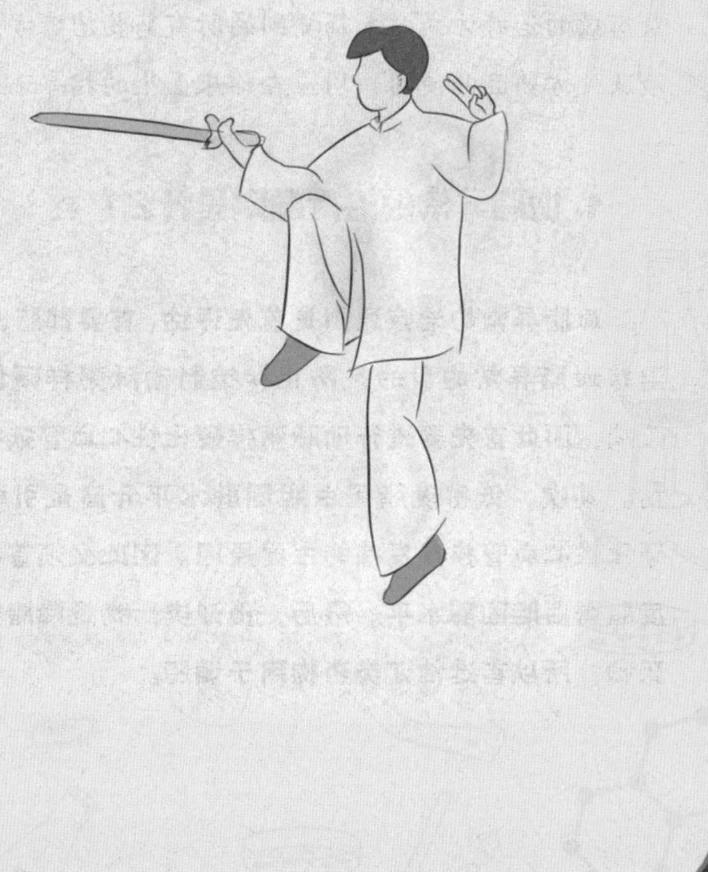

第三部分 治疗

提示：由于存在个体差异，所以没有绝对最佳、最快、最有效的治疗方式。本篇提到的所有药物治疗方式，尤其是涉及处方药品的使用，均应在临床医生的指导下进行。

1. 血脂异常的治疗原则是什么？

血脂异常的治疗原则是首先评估、首要降脂、首选他汀。治疗血脂异常的目的是防止和控制动脉粥样硬化性心血管疾病，因此首先要进行动脉粥样硬化性心血管疾病的危险评估。其次，低密度脂蛋白胆固醇水平升高是引起动脉粥样硬化性心血管疾病发病的主要原因。因此必须首要降低低密度脂蛋白胆固醇水平。最后，他汀类药物是降脂效果最好的药物，所以首选他汀类药物用于调脂。

2. 控制血脂异常主要控制什么?

因为国内外很多数据表明，低密度脂蛋白胆固醇与动脉粥样硬化性心血管疾病发病息息相关，二者呈正相关，当低密度脂蛋白胆固醇水平升高，动脉粥样硬化性心血管疾病发生率增加，反之，则降低。所以控制血脂异常主要是控制低密度脂蛋白胆固醇水平。

控制血脂异常主要是控制低密度脂蛋白胆固醇水平。

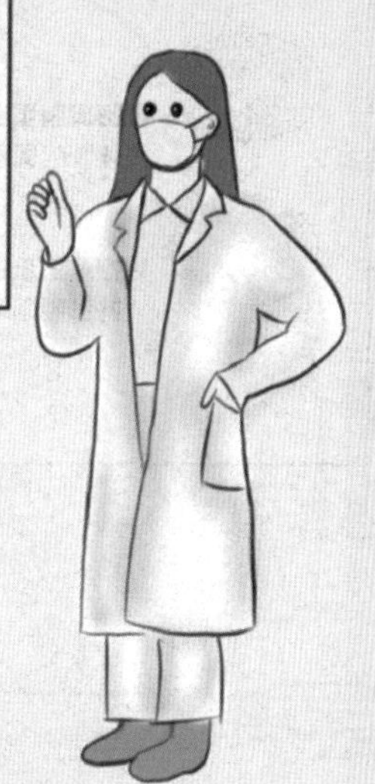

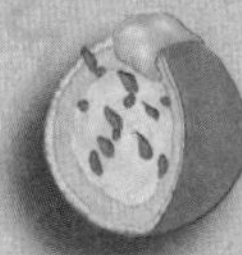

3. 控脂的目标是什么？

低密度脂蛋白胆固醇水平升高时，血管壁上会形成粥样硬化性斑块，导致血管弹性下降，管腔变窄，血流受阻，最终导致动脉粥样硬化性心血管疾病，所以控脂的首要目标是降低低密度脂蛋白胆固醇水平。而非高密度脂蛋白胆固醇同样有致动脉粥样硬化的作用，因此将降低非高密度脂蛋白胆固醇水平作为控脂的次要目标。

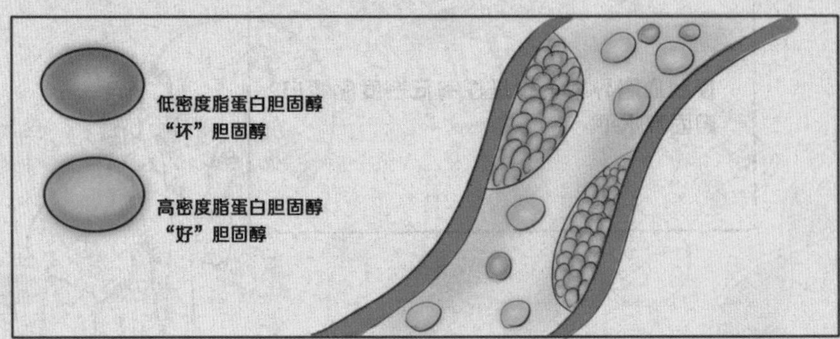

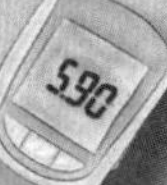

4. 如何进行 ASCVD 危险分层？

根据《中国成人血脂异常防治指南（2016 年修订版）》提供的流程图来进行动脉粥样硬化性心血管疾病（ASCVD）危险分层，分出极高危、高危、中危、低危。

符合下列任意条件者，可直接列为高危或极高危人群

极高危：ASCVD 患者

高危：（1）LDL-C 4.9 mmol/L 或 TC 7.2 mmol/L

（2）糖尿病患者 1.8 mmol/L≤LDC-C<4.9 mmol/L（或）3.1 mmol/L≤TC<7.2 mmol/L 且年龄≥40 岁

↓ 不符合者，评估 10 年 ASCVD 发病危险

危险因素个数*		血清胆固醇水平分层/mmol·L^{-1}		
		3.1≤TC<4.1（或） 1.8≤LDC-C<2.6	4.1≤TC<5.2（或） 2.6≤LDC-C<3.4	5.2≤TC<7.2（或） 3.4≤LDC-C<4.9
无高血压	0~1 个	低危（<5%）	低危（<5%）	低危（<5%）
	2 个	低危（<5%）	低危（<5%）	中危（5%~9%）
	3 个	低危（<5%）	中危（5%~9%）	中危（5%~9%）
有高血压	0 个	低危（<5%）	低危（<5%）	低危（<5%）
	1 个	低危（<5%）	中危（5%~9%）	中危（5%~9%）
	2 个	中危（5%~9%）	高危（≥10%）	高危（≥10%）
	3 个	高危（≥10%）	高危（≥10%）	高危（≥10%）

↓ ASCVD10 年发病危险为中危且年龄小于 55 岁者，评估余生危险

具有下列任意 2 项及以上危险因素者，定义为高危：

（1）收缩压≥160 mmHg 或舒张压≥100 mmHg

（2）非-HDL-C 5.2 mmol/L（200 mg/dl）

（3）HDL-C<1.0 mmol/L（40 mg/dl）

（4）BMI≥28 kg/m^2

（5）吸烟

注：*：包括吸烟、低 HDL-C 及男性≥ 45 岁或女性≥ 55 岁。慢性肾病患者的危险评估及治疗请参见特殊人群血脂异常的治疗。ASCVD：动脉粥样硬化性心血管疾病；TC：总胆固醇；LDL-C：低密度脂蛋白胆固醇；HDL-C：高密度脂蛋白胆固醇；非 -HDL-C：非高密度脂蛋白胆固醇；BMI：体质指数。1 mmHg=0.133 kPa

5. 调脂的目标值是多少?

调脂时根据极高危、高危、中危、低危设定不同的目标值。根据《中国成人血脂异常防治指南(2016 年修订版)》,各目标值如下:极高危者低密度脂蛋白胆固醇 <1.8 mmol/L;高危者低密度脂蛋白胆固醇 <2.6 mmol/L;中危和低危者低密度脂蛋白胆固醇 <3.4 mmol/L。极高危者非高密度脂蛋白胆固醇 <2.6 mmol/L;高危者非高密度脂蛋白胆固醇 <3.4 mmol/L;中危和低危者非高密度脂蛋白胆固醇 <4.1 mmol/L。

6. 怎么调脂?

血脂检查结果一旦提示异常，立即开始治疗。调脂流程见下图。

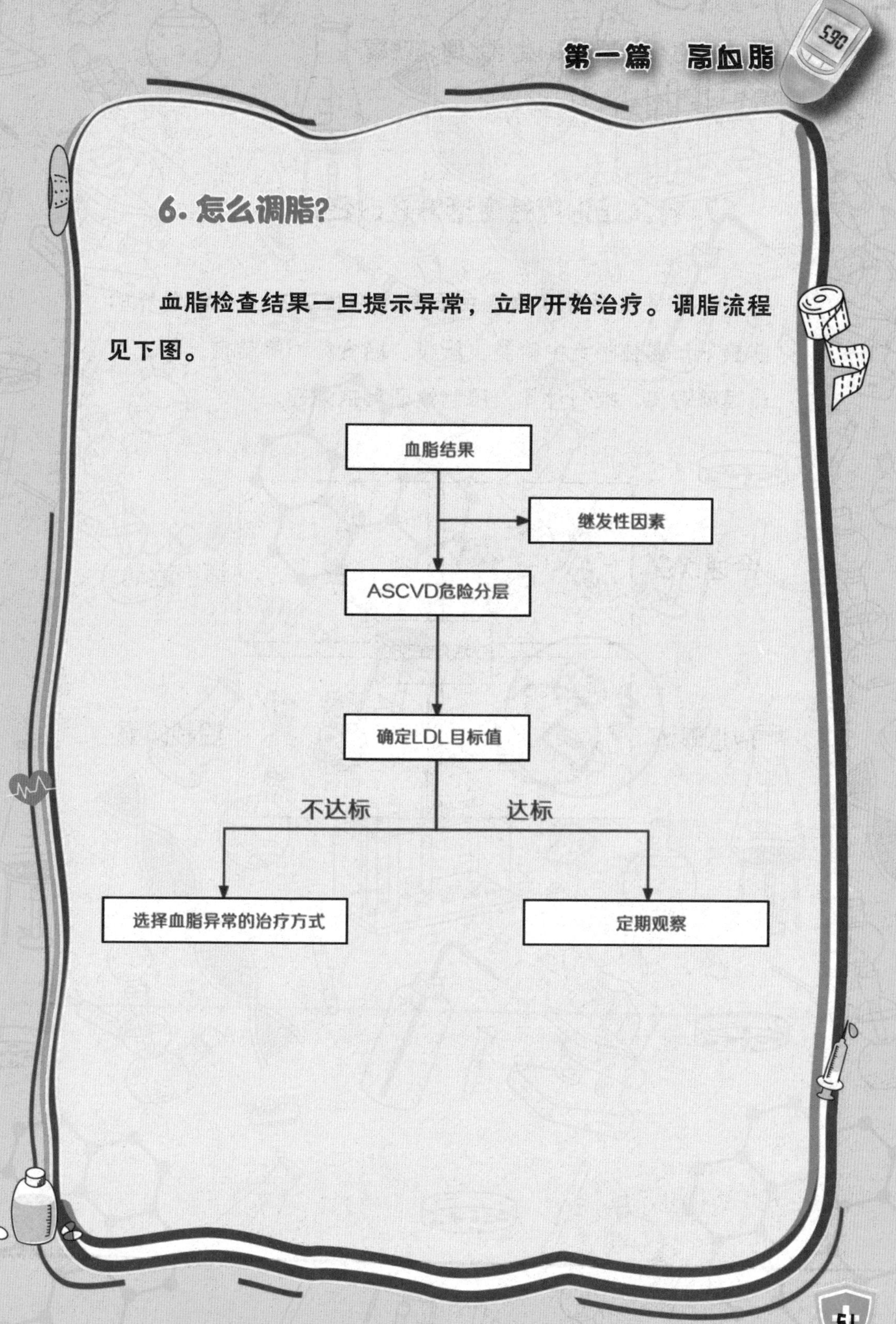

7. 什么是治疗性生活方式改变?

治疗性生活方式改变主要是指在保证身体所需营养的前提下，调整膳食中糖类、脂类、膳食纤维等结构，加上适当运动锻炼，控制体重，限制饮酒和戒烟等。

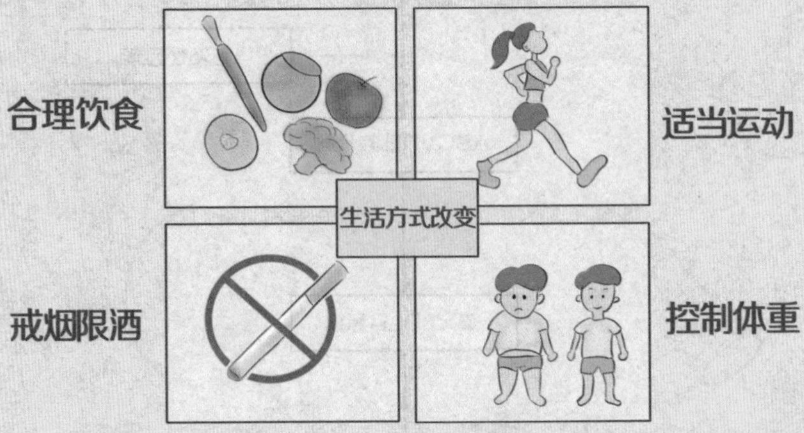

8. 血脂异常的非药物治疗方法有哪些?

血浆净化治疗：通过滤过、吸附、沉淀等方法来清除血清多余的脂质成分。该治疗方法不良反应少、治疗效果好，所以在临床上辅助应用于家族性高胆固醇血症、顽固性高脂血症等。

手术治疗：主要有肝移植、门腔静脉分流术和部分回肠末段切除术。由于肝源困难、需要终生使用免疫抑制剂、术后并发症多和生存率低，所以肝移植治疗血脂异常未被推广。另外两种手术必要时可以用于治疗严重的高胆固醇血症。

基因治疗：用正常基因替换有缺陷的基因或补充正常基因而达到治疗的目的。该方法目前还在发展中。

9. 调脂药物有几类?

一般将调脂药物分为以降低胆固醇为主的药物、以降低甘油三酯为主的药物和新型调脂药三类。

以降低胆固醇为主的药物：主要有他汀类、依折麦布（如益适纯）、普罗布考（如之乐、畅泰）、胆酸螯合剂（如考来替泊）等，它们主要是通过影响胆固醇的合成、吸收，加速分解代谢低密度脂蛋白，从而使胆固醇降低，达到调脂的作用。

以降低甘油三酯为主的药物：主要有贝特类（如非诺贝特、苯扎贝特、吉非贝齐、环丙贝特）、烟酸类和高纯度鱼油制剂。它们主要通过影响脂蛋白脂酶、激素敏感脂酶等方式，使甘油三酯降低，达到调脂的目的。

新型调脂药：如微粒体甘油三酯转移蛋白抑制剂、脂蛋白 B100 合成抑制剂、前蛋白转化酶枯草溶菌素 9（PCSK9）抑制剂等。

10. 调脂药物是吃一种好，还是吃几种好？

一般情况下，刚开始药物治疗时，推荐单独使用一种他汀类药物调脂；当不能达到调脂达标值或出现副作用，患者不能继续服该药治疗时，可以考虑换药或联合用药。根据《中国成人血脂异常防治指南（2016 年修订版）》，基本上选择他汀类药物和其他药物联用。对于已经用了中等强度他汀类药物治疗，但调脂效果仍不想理的，则改为低强度他汀类药物与依折麦布联合治疗；对于混合性高脂血症及血脂异常合并糖尿病和代谢综合征，经过一种他汀类药物治疗效果不好的，可加贝特类药物联合治疗；对于家族性高胆固醇血症，则用他汀类配合依折麦布、PCSK9 抑制剂等联合调脂。

11. 血脂异常患者服药应注意什么?

必须长期坚持每天在固定的时间服药，不能感觉自己已经没有任何不适或因为经过一段时间的治疗后胆固醇降到目标值，就自行停药、擅自把药物减量，这样会增加发生冠心病等心血管疾病的风险。

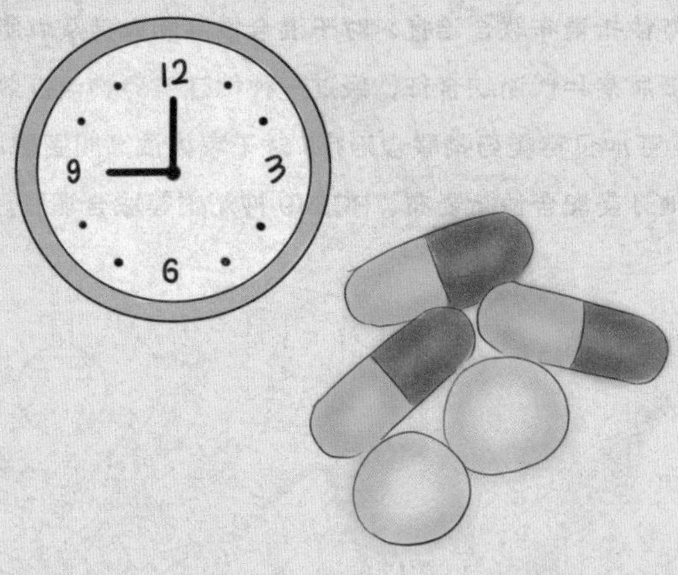

12. 调脂药物的副作用有哪些？如何看待副作用？

他汀类药物和贝特类药物的主要副作用都是肝功能异常、肌病；依折麦布、脂必泰、多廿烷醇和高纯度鱼油制剂的副作用很少见；普罗布考和胆酸螯合剂的主要副作用是胃肠道反应；烟酸类药物的主要副作用是潮红、心悸；微粒体甘油三酯转移蛋白抑制剂的主要副作用是转氨酶增高或脂肪肝；载脂蛋白 B100 合成抑制剂的主要副作用是注射部位反应；PCSK9 抑制剂尚未见严重或危及生命的副作用报道。

我们要正确看待调脂药物的副作用。首先，副作用一般只是在起初用药的时候出现，且存在明显个体差异，只有少部分人出现，多是一过性的、可逆的，用药一段时间后，副作用会缓解甚至消失；其次，在用药时，我们要严密观察是否出现副作用，以便及时调整药物的使用剂量或换药；最后，副作用只是暂时的，而吃药带来的好处却是长久的。

不能因为调脂药有副作用就不吃药！
毕竟副作用只是暂时的，而吃药带来
的好处却是长久的！

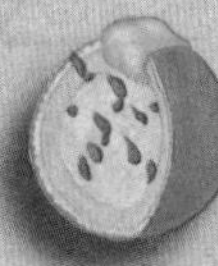

13. 血脂异常治疗过程的监测怎么做?

血脂异常治疗过程的监测流程见下图:

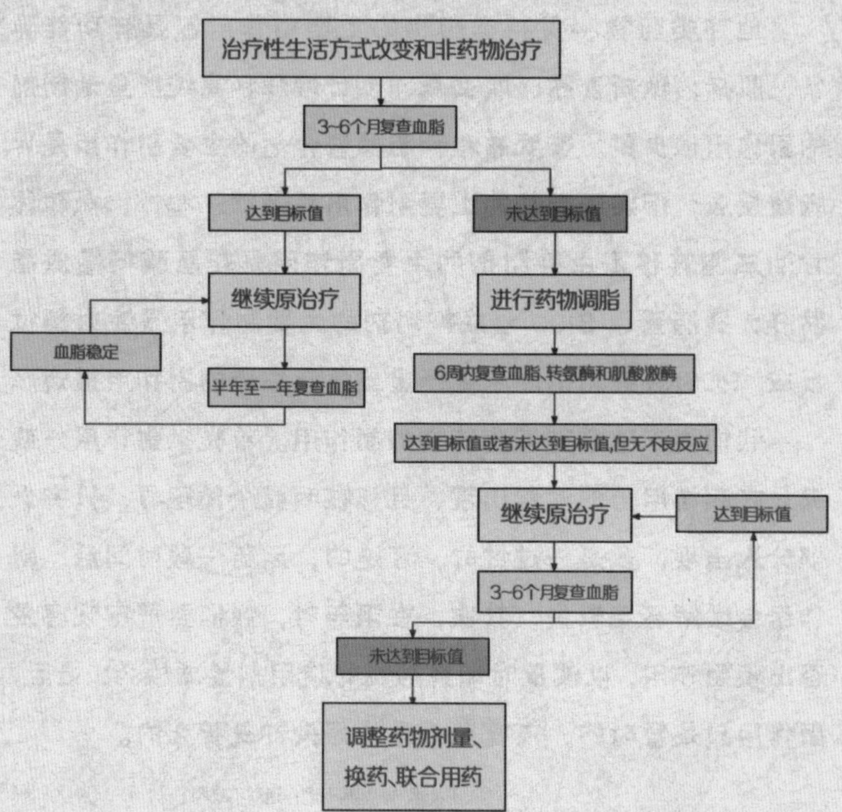

需要注意的是，一旦调整药物剂量、换药或联合用药，则必须在6周内复查血脂、转氨酶和肌酸激酶。

14. 调脂药物治疗为什么首选他汀类药物?

他汀类药物是目前效果最好、用途最广的调脂药物，它不仅可以降低低密度脂蛋白胆固醇、总胆固醇、甘油三酯、载脂蛋白 B 水平，还可以升高高密度脂蛋白胆固醇水平。另外，它有抗炎、稳定斑块、预防血栓的作用，可以降低动脉粥样硬化性心血管疾病的发生率及死亡率。

15. 调脂为什么总是不理想?

治疗性生活方式改变是调脂治疗的基础。调脂不理想，要考虑以下因素：首先，治疗性生活方式改变是否执行好，如是否管住嘴，做到需要吃的吃、不该吃的不吃、该少吃就少吃，是否坚持不懈地进行运动锻炼并控制好体重。其次，是否遵医嘱坚持每天按时、按量、按次服用调脂药物。以上生活方式改变和服药都必须长期持之以恒地执行，否则调脂不可能理想。最后，如果合并有糖尿病、甲状腺功能减退等疾病，则需要同时治疗合并症，否则调脂也不可能理想。

16. 如何使用他汀类药物?

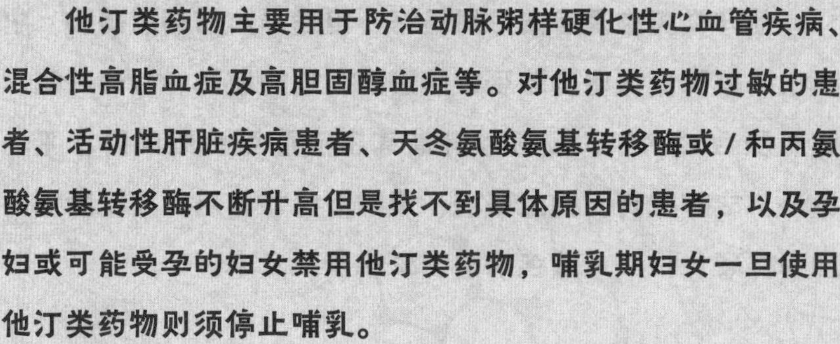

他汀类药物主要用于防治动脉粥样硬化性心血管疾病、混合性高脂血症及高胆固醇血症等。对他汀类药物过敏的患者、活动性肝脏疾病患者、天冬氨酸氨基转移酶或/和丙氨酸氨基转移酶不断升高但是找不到具体原因的患者，以及孕妇或可能受孕的妇女禁用他汀类药物，哺乳期妇女一旦使用他汀类药物则须停止哺乳。

服用他汀类药物时一般先推荐使用中等强度的，以尽快达到目标，同时建议睡前服用。《血脂异常合理用药指南》将他汀类药物分为三类，具体如下表。

强度	药物名称		每日剂量
	通用名	常见商品名	
低强度（降低低密度脂蛋白胆固醇≤30%）	匹伐他汀	信立明、邦之、力清之、以清	1 mg
	辛伐他汀	舒降之、怡康寿、京必舒新	10 mg
	洛伐他汀	美辛杰、俊宁、美降之	20 mg
	普伐他汀	美百乐镇、福他宁、富利他之	10 ~ 20 mg
	氟伐他汀	来适可	20 ~ 40 mg
中等强度（降低低密度脂蛋白胆固醇30% ~ 50%）	氟伐他汀	来适可	80 mg
	匹伐他汀	信立明、邦之、力清之、以清	2 ~ 4 mg
	洛伐他汀	美辛杰、俊宁、降旨、美降之	40 mg
	普伐他汀	美百乐镇、福他宁、富利他之	40 mg
	瑞舒伐他汀	海舒严、新托妥、京诺、可定	5 ~ 10 mg
	阿托伐他汀	优力平、立普妥、舒迈通、阿乐	10 ~ 20 mg
	辛伐他汀	舒降之、怡康寿、京必舒新	20 ~ 40 mg
高强度（降低低密度脂蛋白胆固醇≥50%）	瑞舒伐他汀	海舒严、新托妥、京诺、可定	20 mg
	阿托伐他汀	优力平、立普妥、舒迈通、阿乐	40 ~ 80 mg

17. 高胆固醇血症如何治疗？

进行生活干预：进行饮食控制，在保证身体必需营养的情况下，尽可能减少胆固醇、碳水化合物等的摄入；适当增加运动，可以选择一些中等强度的运动（如游泳、慢跑、爬山等），达到控制体重的目的；控烟限酒，每天男性饮酒量少于 25 g，女性饮酒量少于 15 g。

排除是否有继发原因：如果存在肥胖合并甲状腺功能减退、肾脏疾病等，可以使用一些药物（如糖皮质激素、利尿剂等）针对继发原因治疗。

药物治疗：首选他汀类药物；当他汀类药物单独使用不能使胆固醇降至目标值时，建议在他汀类药物的基础上加依折麦布或 PCSK9 抑制剂等联合治疗。

非药物治疗：可采取血浆净化治疗、肝移植手术治疗等。

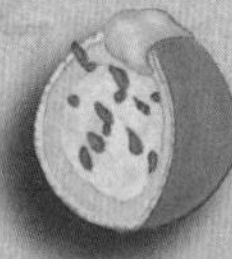

18. 高甘油三酯血症如何治疗?

排除是否有继发原因；如果存在超重合并肾脏疾病、糖尿病等，可以使用一些药物（如糖皮质激素、雌激素、β受体阻滞剂等）针对继发原因治疗。

进行生活干预：调整饮食结构，使脂类、糖类和纤维的比例恰当；进行中等强度的有氧运动，如做瑜伽、慢跑、打羽毛球等；体质指数保持在 20.0 ～ 23.9 kg/m^2；尽可能戒烟限酒。

药物治疗：当低密度脂蛋白胆固醇达到目标值，首选烟酸类药物（如烟酸缓释片）或贝特类药物（如非诺贝特片）等进行调脂治疗；若低密度脂蛋白胆固醇未达到目标值，建议先选用他汀类药物进行治疗，必要时加贝特类药物或烟酸类药物等联合治疗。

19. 混合性高脂血症如何治疗？

改变生活方式：饮食上在保证身体必需营养的情况下，尽可能增加不饱和脂肪酸的摄入，选择低盐、低脂、低糖的食物；体质指数控制在健康的范围；适当进行运动，如爬山、打乒乓球、游泳等；控制饮酒量，戒烟。

药物治疗：当混合性高脂血症是以低密度脂蛋白胆固醇和总胆固醇水平升高为主时，首选他汀类药物进行治疗；若主要是甘油三酯水平升高，则考虑使用烟酸类药物、贝特类药物，甚至他汀类药物；若低密度脂蛋白胆固醇、甘油三酯和总胆固醇三者水平都升高明显，则推荐在他汀类药物的基础上加烟酸类药物或贝特类药物等联合治疗。

20. 血脂异常合并糖尿病如何治疗？

针对血脂异常合并糖尿病者的治疗措施：首先，进行治疗性生活方式改变，调整饮食结构，适当运动，控制体重，戒烟控酒；其次，控制血糖；最后，药物治疗，首选他汀类药物进行调脂，若效果不理想，必要时可以加依折麦布或PCSK9 抑制剂等联合治疗。

21. 血脂异常合并高血压如何治疗?

针对血脂异常合并高血压者的治疗措施：首先，进行危险评估并拟定目标值；其次，调整饮食结构，在保证身体必需营养的前提下以低脂、低盐、低糖的食物为主，适当进行慢跑、游泳等运动，控制体重，戒烟限酒；再次，配合他汀类药物治疗，如果效果不好或出现明显副作用，则换其他他汀类药物或加 PCSK9 抑制剂、依折麦布等联合治疗；最后，在调脂的同时，注意降压药物的影响。

22. 血脂异常合并慢性肾病如何治疗?

血脂异常合并慢性肾病者，建议一经确诊，立即使用中等强度他汀类药物治疗，若效果不理想，则在使用他汀类药物的基础上加依折麦布联合治疗。透析和终末期肾病患者则根据具体情况制订个性化的用药方案。

23. 家族性高胆固醇血症如何治疗？

家族性高胆固醇血症的主要治疗目的是防止动脉粥样硬化性心血管疾病及其并发症的发生。首先要进行饮食结构调整、适当运动、控制体重、戒烟控酒；其次，一经确诊便开始使用他汀类药物进行调脂治疗，若效果不理想，可加PCSK9抑制剂、依折麦布、洛美他派及米泊美生等联合治疗，若效果还不理想，则可配合血浆置换治疗、肝移植手术治疗或基因治疗等；最后，要注意避免其他如糖尿病、高血压等合并症的发生。

24. 代谢综合征如何治疗？

代谢综合征的主要治疗目的是预防心血管疾病和2型糖尿病的发生。首先要长期坚持不懈地进行饮食控制、运动锻炼、体重管理、戒烟控酒等生活方式干预。若效果不好，再根据患者的各项指标情况进行调脂治疗。

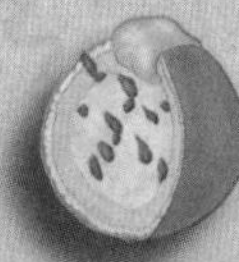

25. 血脂异常合并卒中如何治疗?

对于血脂异常合并卒中的患者，治疗上首先进行生活方式的调整，以低脂、低糖、低盐的饮食为主，坚持运动锻炼、控制体重；其次，除有禁忌证不能使用他汀类药物的患者，建议长期使用他汀类药物进行治疗；最后，如果他汀类药物治疗效果不好或不能耐受，则换药或加依折麦布、PCSK9抑制剂，甚至贝特类药物等联合治疗。

26. 高龄老人血脂异常如何治疗?

高龄老人的血脂异常多为混合性高脂血症。他们的肝功能、肾功能可能有一些衰退，并且还或多或少会伴有一些慢性疾病。所以建议根据他们身体情况制订个性化的调脂方案。同时，高龄老人用他汀类药物尽可能从小剂量开始，根据调脂情况，再调整剂量，但必须严密观察有无副作用的出现。另外，还要注意调脂药物同治疗其他慢性病药物间的不良反应和相互影响。

27. 血脂异常合并甲状腺功能减退如何治疗？

甲状腺功能减退患者常常伴有低密度脂蛋白胆固醇、总胆固醇、甘油三酯水平升高。因此，所有的甲状腺功能减退患者除了检查甲状腺功能，还应该检查血脂，以排除是否伴有血脂异常。若合并有血脂异常，则使用左甲状腺素治疗，一般情况下，经过治疗后，往往多数患者血脂异常能够好转，如果没有好转，则根据患者的病情制订个性化的调脂方案。另外，血脂异常合并甲状腺功能减退的患者在使用他汀类药物时，要严密观察有无副作用的出现。

28. 儿童及青少年血脂异常如何治疗？

儿童及青少年一旦出现血脂异常，其成年后患心血管疾病的风险就较大。儿童及青少年血脂异常的治疗方式：首先，在儿童营养专家指导下进行饮食结构调整治疗，一般情况下，血脂异常的儿童及青少年经过饮食调整，血脂基本能恢复正常；其次，部分靠饮食调整达不到效果的儿童及青少年，必须在专科医生的指导下配合调脂药物进行治疗；最后，排除是否有继发原因，必要时针对继发原因治疗。

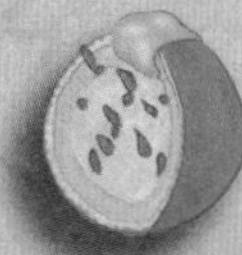

第四部分　常见的认知误区

1. 只有胖的人才会发生血脂异常吗?

认知误区：只有胖的人才会发生血脂异常，而身材苗条的人不可能发生血脂异常。

正解与忠告：事实上，血脂异常与高矮胖瘦并无关系，无论高矮胖瘦都有可能发生血脂异常。血脂异常是由于脂肪代谢或运转异常使血中脂质/脂蛋白升高或降低的病理状态，与胖瘦并无多大关系，关键是体内代谢系统的综合作用。

2. 只有上了年纪的人才会发生血脂异常吗？

认知误区：只有中老年人才会发生血脂异常，年轻人身体好，不会发生血脂异常。

正解与忠告：血脂异常患者逐渐年轻化。不少年轻人常存在侥幸心理，认为血脂异常、心脑血管疾病等只会发生在中老年人身上。实际上，年轻人不健康的生活习惯也是引发血脂异常的主要原因。年轻人通常工作压力太大、常熬夜、饮食不规律、久坐、缺乏锻炼，这些都会使身体代谢发生不良变化。

3. 血脂化验单有向上的箭头就一定有问题吗？

认知误区：体检化验单最好干干净净，一个箭头都没有，有向上的箭头就一定有问题！

正解与忠告：临床上常用的血脂检测项目包括总胆固醇、甘油三酯、低密度脂蛋白胆固醇及高密度脂蛋白胆固醇四项。化验单上高密度脂蛋白胆固醇出现上升箭头，不一定是坏事。高密度脂蛋白胆固醇可将多余的胆固醇从周围组织转运到肝脏进行代谢，以胆酸的形式排出，具有抗动脉粥样硬化作用。因此高密度脂蛋白胆固醇水平升高，对机体起到的是保护作用。

4. 血脂异常都是吃油腻的食物造成的吗?

认知误区：如果甘油三酯水平升高，一定是吃得太油腻，吃素就可以扭转。

正解与忠告：一般而言，甘油三酯水平升高确实与长期的高脂饮食有很大关系，但并非都是饮食油腻所致，也可能与其他病因（如遗传因素）有关。许多人因为担心吃肉或者其他富含油脂的食物会导致血脂升高，所以选择完全素食，这是一种错误的做法。完全素食可能造成体内营养物质失衡。对于高脂血症患者，只要选择正确的食材与烹调方式，是可以适量吃肉的。可以选择脂肪含量低的鱼、虾及去皮禽肉；烹饪方式可选择炖、煮，尽量避免煎、炒、炸等用油多的方式。

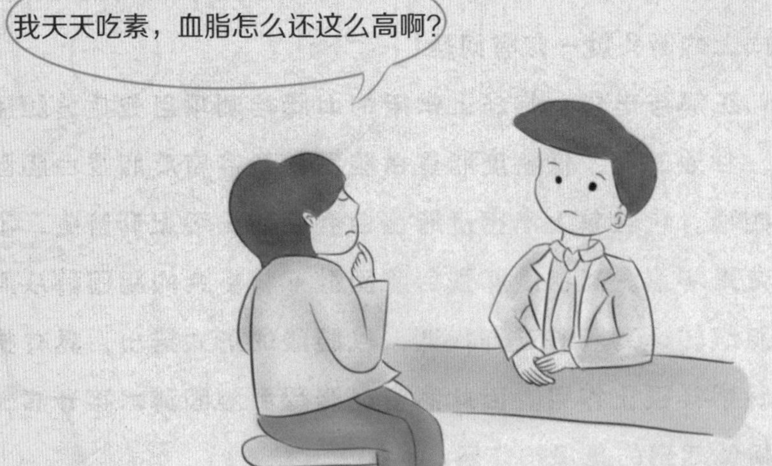

5. 胆固醇偏高就不能吃鸡蛋了吗?

认知误区：胆固醇高是吃出来的，尤其不能吃鸡蛋。

正解与忠告：食物摄入只是人体内胆固醇的其中一种来源，人体内大部分的胆固醇是由机体自身合成的。每人每日从食物中摄取 200 mg 胆固醇即可满足身体需求。鸡蛋主要包括蛋清和蛋黄两部分，蛋清中含有丰富的优质蛋白，而蛋黄富含卵磷脂，这些都是维持正常机体功能不可或缺的物质。因此，即使胆固醇偏高也能摄入适量鸡蛋，以不过量为宜。

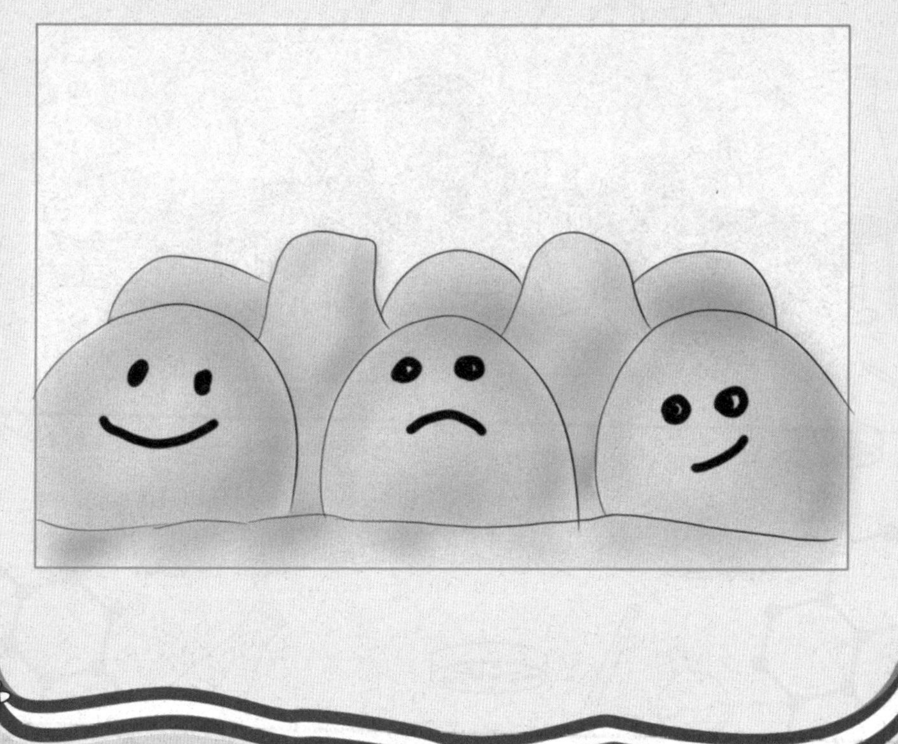

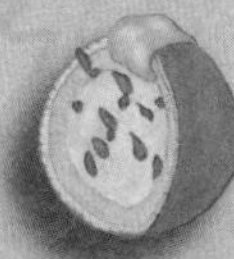

6. 血脂不正常，只调整饮食、加强运动就能恢复吗?

认知误区：血脂异常不用吃药，保持良好饮食习惯，加强运动就可以了。

正解与忠告：饮食调整和生活方式改善是治疗血脂异常的基础措施。无论是否进行药物治疗，都必须坚持控制饮食和改善生活方式。但有些患者无法通过控制饮食和改善生活方式来使血脂降至正常水平，就应遵循医嘱，必要时服用降脂药物。

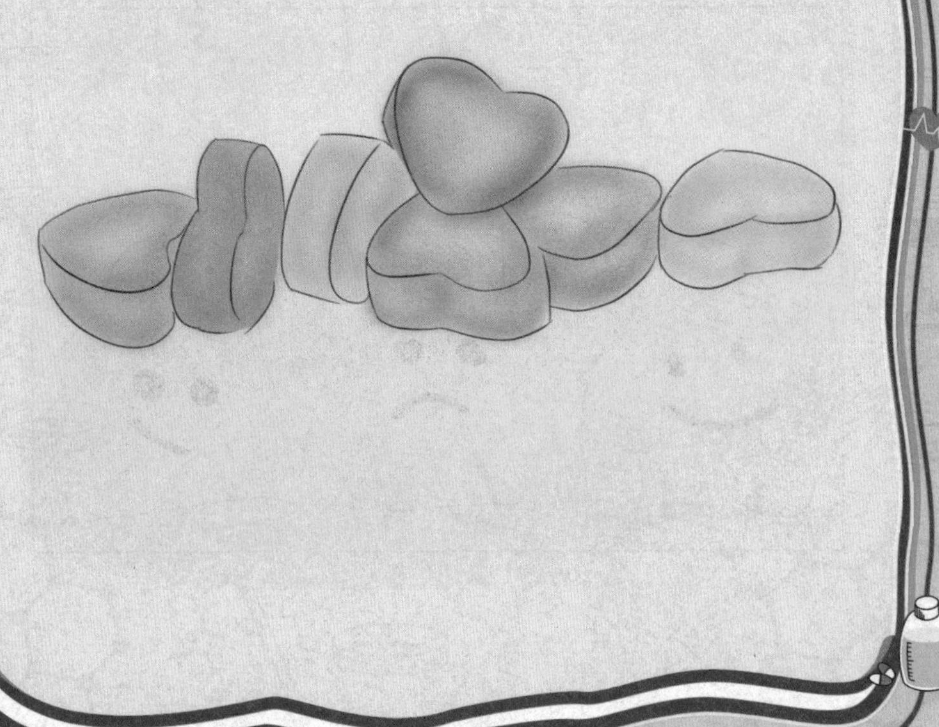

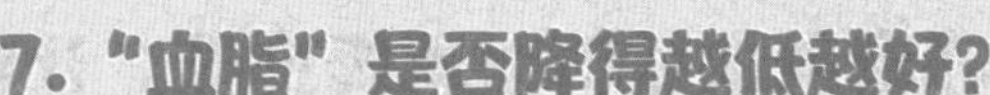

7. “血脂”是否降得越低越好?

认知误区:“血脂”就是“血液中的脂肪”，都是不好的，血脂降得越低越好。

正解与忠告:甘油三酯是人体能量的主要来源，而胆固醇则主要用于合成细胞浆膜、类固醇激素和胆汁酸，磷脂亦是细胞膜的主要组成成分，所以血脂并非“坏东西”，它是人体必需的营养物质，参与机体的新陈代谢。血脂需要控制，但不是降得越低越好。

8. 夏季饮食清淡的情况下可停服降脂药物吗?

认知误区:夏季炎热，饮食变得清淡，血脂自然就会降下来。

正解与忠告:不少患者觉得夏季天气炎热，吃得清淡，血脂就不会升高，于是没有规律服降脂药物。其实，降脂药物往往有两方面作用:一是降低血脂;二是抗动脉粥样硬化和稳定斑块。调脂、降脂是一个长期的过程，治疗期间除了要调整饮食和增强运动外，降脂药物不能随意增减，更不能停服。

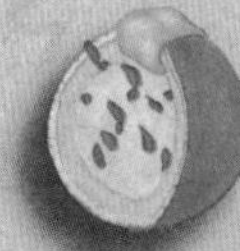

9. 定期输液或者献血就可以稀释血液，让血液不黏稠，防止脑梗死吗？

认知误区：“放血”可以降低血液黏滞度，降低脑梗死或者心肌梗死的风险。

正解与忠告：将血液黏滞度作为脑梗死或者心肌梗死的检测指标缺乏明确依据。预防脑梗死或者心肌梗死最根本的手段是预防动脉粥样硬化，并防止斑块堵住血管。拆除“隐形炸弹”，有效地控制动脉粥样硬化的发展进程才是预防脑梗死或者心肌梗死的有效措施。

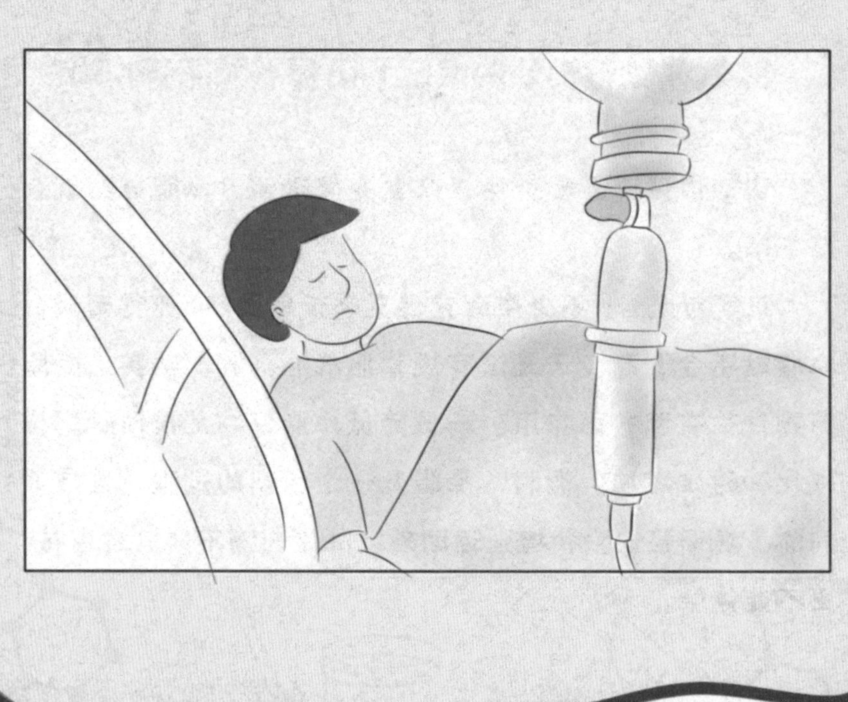

10. "保肝丸""降脂丸"可以代替调脂药物且对身体没有伤害吗?

认知误区：是药三分毒，吃保健品慢慢调理就能把血脂水平降下来。

正解与忠告：一些保健品中的成分对肝功能、肾功能也是有影响的，而保健品的治疗作用并没有确切的证据。调脂的法宝仍然是改善生活方式及药物治疗。调脂药物虽然会有副作用，但发生率较低，而且停药后多可恢复正常，在定期监测的情况下应用是相对安全的。

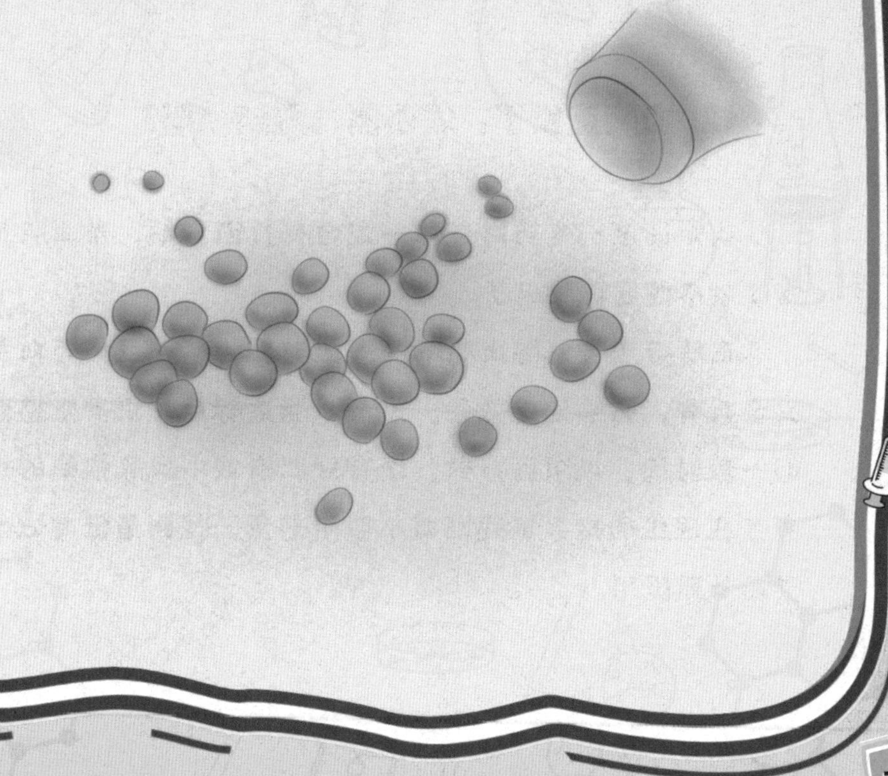

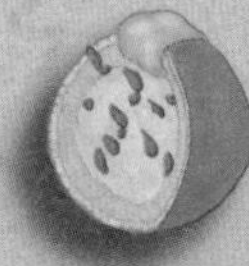

11. 高甘油三酯对人体危害最大吗?

认知误区：在血脂四项中甘油三酯水平高的危害最大，因此只要检查结果中甘油三酯水平正常就无大碍。

正解与忠告：其实，低密度脂蛋白胆固醇与动脉粥样硬化的关系最密切，危害最大。它可以渗入动脉血管壁中，促进动脉粥样硬化发展，进而引发各种心血管疾病，因此低密度脂蛋白胆固醇又称“坏”胆固醇。所以，在血脂检查结果中不仅甘油三酯应受到关注，各项血脂检测指标需要综合考虑。

12. 血脂正常了，就不需要服药了吗?

认知误区：吃药对身体一定会有负面影响，当血脂正常了就不需要再服药了。

正解与忠告：降血脂不是一蹴而就的，一旦停药血脂又会反弹，影响治疗效果。患者血脂达标后，仍需坚持服药一段时间，以巩固疗效。没有冠心病或中风等疾病的患者可在医生的指导下逐渐减小服用剂量，找到最低有效剂量后长期服用。

13. 只要没有觉得不舒服，血脂高一点也没事吗？

认知误区：生病肯定是有症状的，体检血脂偏高但没有感觉到不适，就不用在意。

正解与忠告：血脂异常本身没有任何症状，但它对身体的损害是隐匿性、进行性和全身性的，如果不注意治疗和保养，最终会导致冠心病、中风等严重疾病。所以体检血脂异常，一定要引起重视，及时就医。

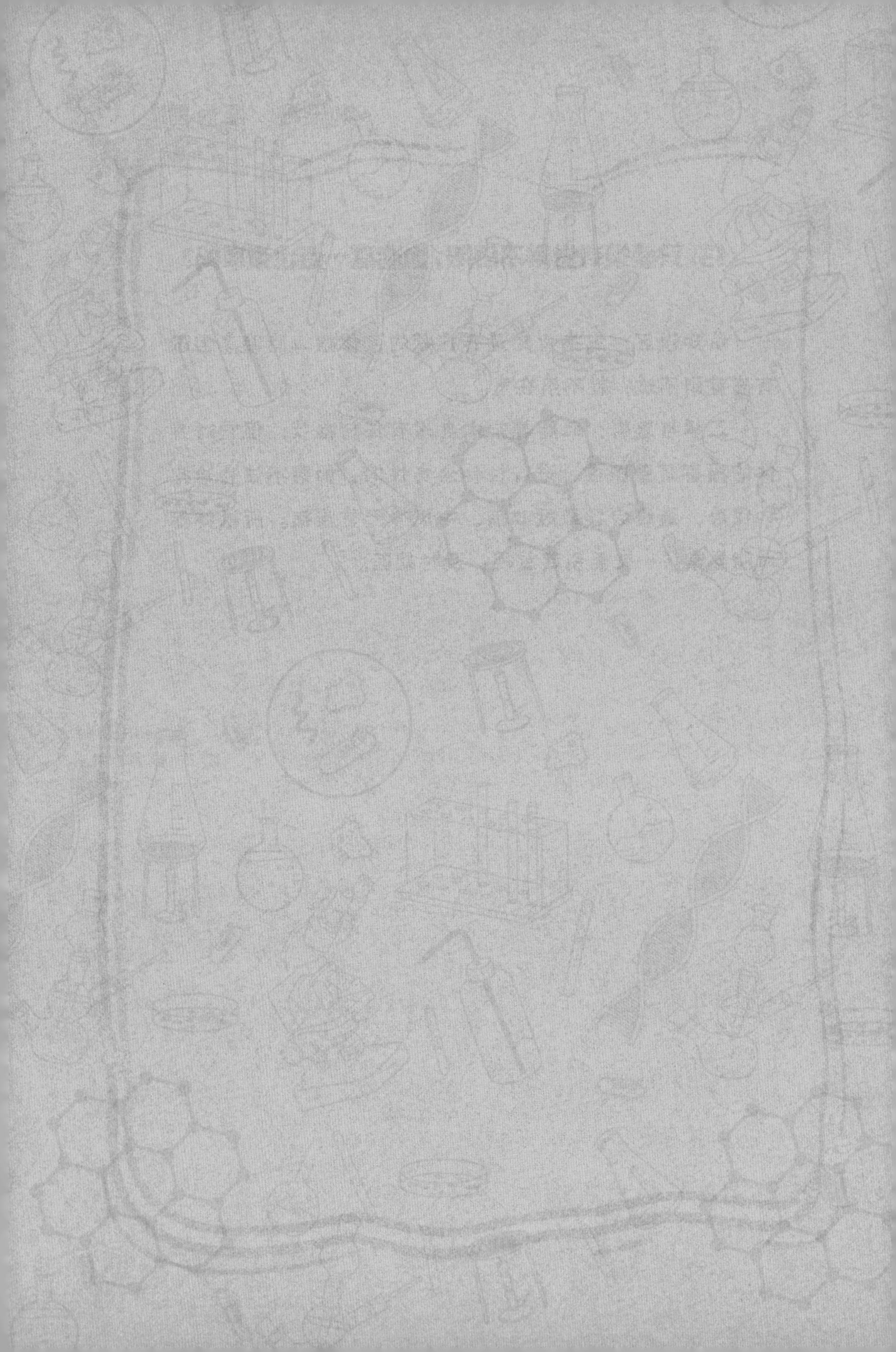

第二篇
高尿酸

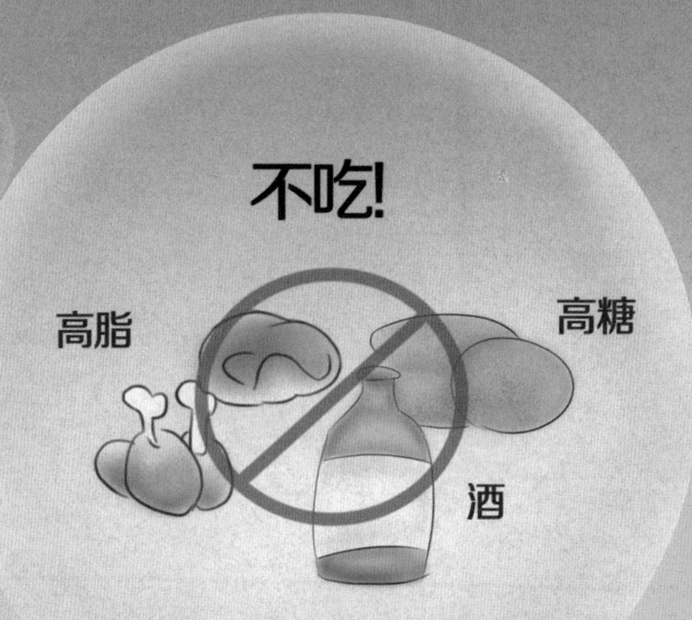

第一部分　基础知识

1. 什么是尿酸?

尿酸是嘌呤代谢的最终产物，各种嘌呤代谢后生成的尿酸随尿液排出。人体中的尿酸 80% 来源于内源性嘌呤代谢，20% 来源于食物。正常情况下体内的尿酸产生和排泄处于平衡状态，但如果体内尿酸产生过多或者尿酸排泄有障碍，则体内滞留过多的尿酸会使人体体液变酸，影响人体细胞的正常功能。

2. 尿酸是怎么来的?

尿酸有三个来源：一是各种细胞衰老、死亡后会分解出嘌呤，嘌呤经过肝脏代谢生成尿酸，这是尿酸的主要来源，也是不受控制的部分；二是有些食物中含有嘌呤，我们通过食物摄入的嘌呤，经过肝脏代谢生成尿酸，这部分是我们可以控制的；三是我们身体内的能量物质三磷酸腺苷在代谢时也会释放大量的嘌呤，经过肝脏代谢生成尿酸。

3. 尿酸的去路是怎样的?

有来源就有去路，身体内的尿酸是通过什么途径来排泄的呢？主要通过两个器官——肾脏和肠道进行。

身体内的 2/3 的尿酸是通过肾脏进行排泄，如果尿酸持续不断增多超过肾脏排泄能力，就会引起肾脏损害；同样，如果肾脏出现了病变，不能排泄正常数量的尿酸，也会导致体内尿酸水平升高。

另外，1/3 的尿酸是通过肠道排泄的，通过食物摄入的嘌呤，经过肝脏代谢生成的尿酸，多数被肠道菌群分解处理，少部分随粪便排出。

4. 哪些食物含嘌呤比较高？

既然尿酸的来源是嘌呤物质，那么含嘌呤高的食物就是导致高尿酸的罪魁祸首。嘌呤是合成脱氧核糖核酸（DNA）的主要物质，广泛存在于细胞核中，我们人体内有细胞核，动物、植物体内同样有细胞核，含细胞核多的食物就是含嘌呤高的食物，特别是富含蛋白质的食物，比如海鲜、肉类、豆类等。

在生活条件不好的年代，只有富贵之家的人才会患痛风，所以以前痛风被称为富贵病。在经济飞速发展的今天，生活条件大大改善，痛风的发病率也在升高。

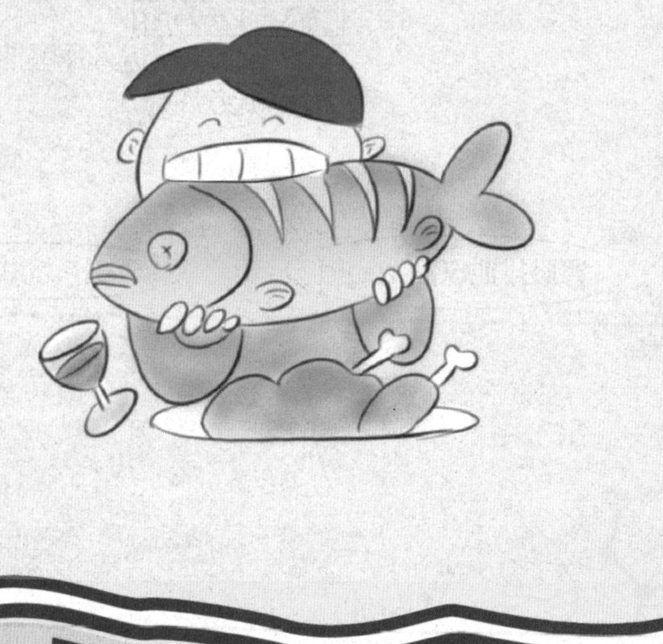

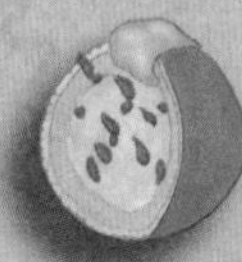

5. 尿酸的动态平衡是怎样的?

一个健康的成年人体内的尿酸大约为 1200 mg，每天的排泄量为 500 ～ 1000 mg，新生成量约为 750 mg，生成量和排泄量是大致相等的，这样才能在体内维持动态平衡。如果尿酸的来源和去路出现了问题，就会导致尿酸的动态平衡被打破，引起高尿酸血症，甚至痛风。

尿酸的生成与排泄

内源性尿酸
外源性尿酸
80%
20%
每天产生750 mg
进入尿酸池
尿酸池(1200 mg)
每天排泄500-1000 mg
肾脏排泄600 mg/d
肠内分解200 mg/d

6. 高尿酸血症与痛风有什么关系?

高尿酸血症和痛风存在因果关系，高尿酸血症是因，痛风是果，即痛风是高尿酸血症常见的并发症，但不是所有的高尿酸血症均会出现痛风。在高尿酸血症患者中，只有约 20% 的患者会发作痛风，而 80% 左右的患者，即使血尿酸水平较高也没发作痛风。但高尿酸血症没发作痛风不代表对机体无害，机体长期血尿酸水平偏高，会诱发高血压、慢性肾脏疾病、心血管疾病、糖尿病等。所以如果在体检时，发现自身的血尿酸水平偏高，即使没有出现临床的症状也要及时就医，在医生的指导下将血尿酸水平降下来。

7. 尿酸盐结晶最爱在哪里沉积?

尿酸这个东西很奇怪，它不像血糖和血脂，好歹在身体内还充当了有用的角色，提供能量和作为合成其他有用物质的中间产物。尿酸在身体内可谓一点作用都没有，在数量比较少的时候，身体内还能通过转运和排泄将其运输到体外，如果数量一多，就会出问题。

尿酸盐结晶最爱待的地方就是关节和肾脏，这是因为尿酸会随着血液转运，在血流量大、流速快的地方很难沉积，但在血流量小、流速慢的地方就很容易沉积。同时，肾脏负责尿酸的排泄，如果尿酸盐结晶的数量过多，超过了肾脏的排泄能力，那么就容易在肾脏沉积，不易排出。

高尿酸

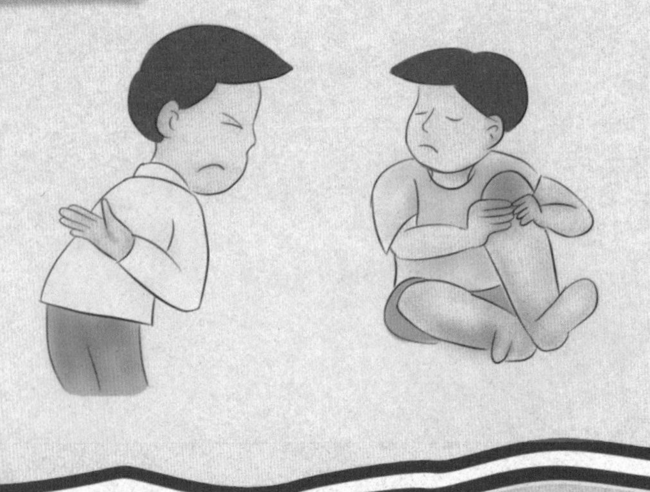

8. 痛风性关节炎是怎么回事？

前面说过，尿酸盐结晶容易在关节处沉积，特别是脚底、脚踝、脚跟、膝盖、手腕、手指、肘部关节，这些基本都是四肢的范围。平时，尿酸盐结晶在关节处潜伏，不会作乱，但当身体内免疫机制启动的时候，白细胞遇见尿酸盐结晶这种不属于身体的异物时，就会对其发动猛烈的攻击，在“收拾”尿酸盐结晶时也会对关节的正常组织发动攻击，导致痛风性关节炎。

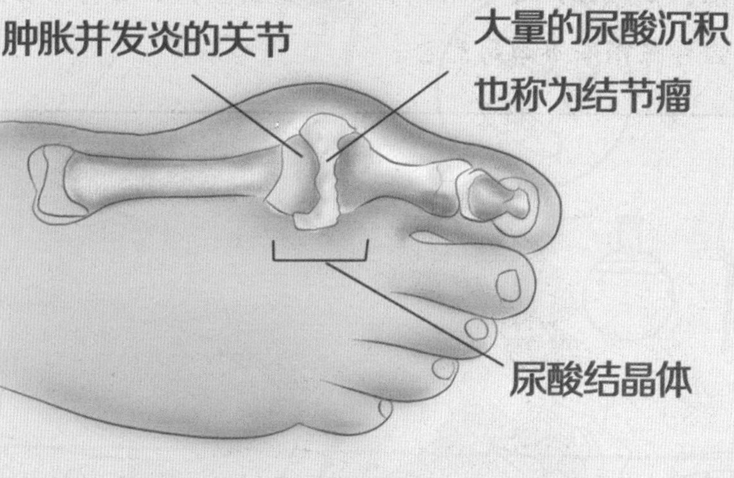

足痛风

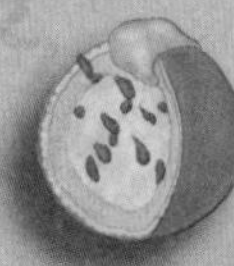

9. 痛风性关节炎的危害有哪些?

痛风性关节炎来得快，去得也快，有些患者不经过治疗症状也会缓解，于是他们就会认为“好了”“痊愈了”，但其实是进入了痛风性关节炎发作的间歇期。如果这时候恢复以前大吃大喝的生活习惯，就会导致关节形态和结构发生改变，尿酸盐结晶被纤维组织包裹，形成一些肉芽肿——痛风结节。痛风结节小的非常小，大的像鸡蛋，它会逐渐将正常的关节组织“吃掉”，导致关节畸形、活动受限，如果痛风结节增大，撑破了皮肤，里面的尿酸盐结晶会导致伤口不容易愈合。

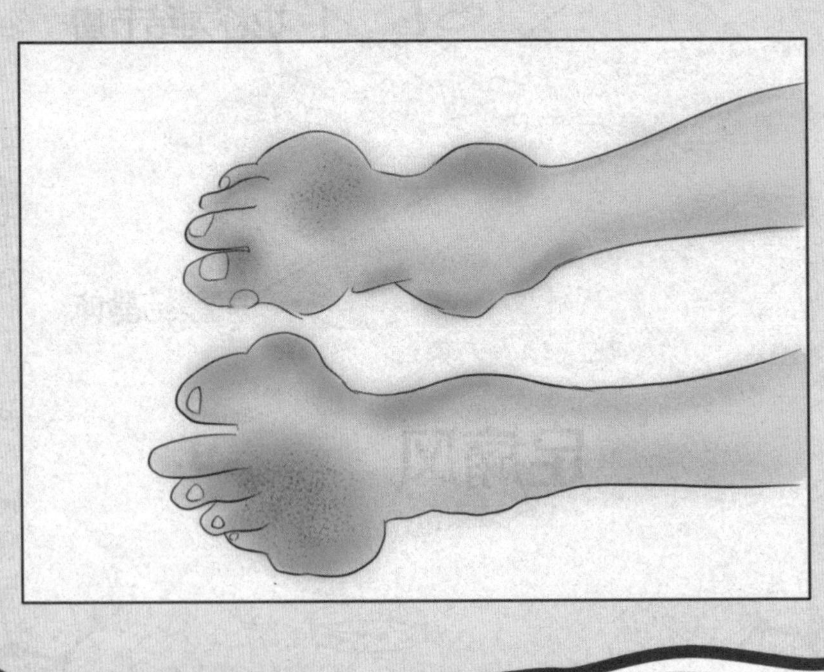

10. 高尿酸血症肾病是怎么回事？

高尿酸血症肾病是高尿酸血症所致的肾脏损害。此类患者病情进展非常缓慢，多数都是不知不觉地发病，但可出现间歇性蛋白尿，如不及时治疗，后期可发展为尿毒症、肾衰竭而危及生命。

没怎么劳累
为啥会腰酸背痛

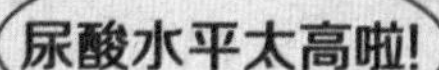

莫名的腰酸背痛可能是肾脏出问题啦!

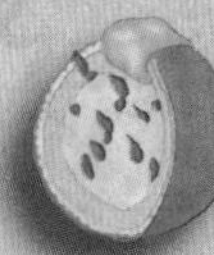

11. 血尿酸水平高有哪些危害?

随着生活水平的提高，血尿酸水平高的人越来越多，而血尿酸水平高对人体的危害是比较大的，它会危害肾功能，引发肾结石、肾积水；它是诱发痛风的主要因素；它还是心血管疾病、高血压、高血脂、糖尿病发生发展的主要独立危险因素。

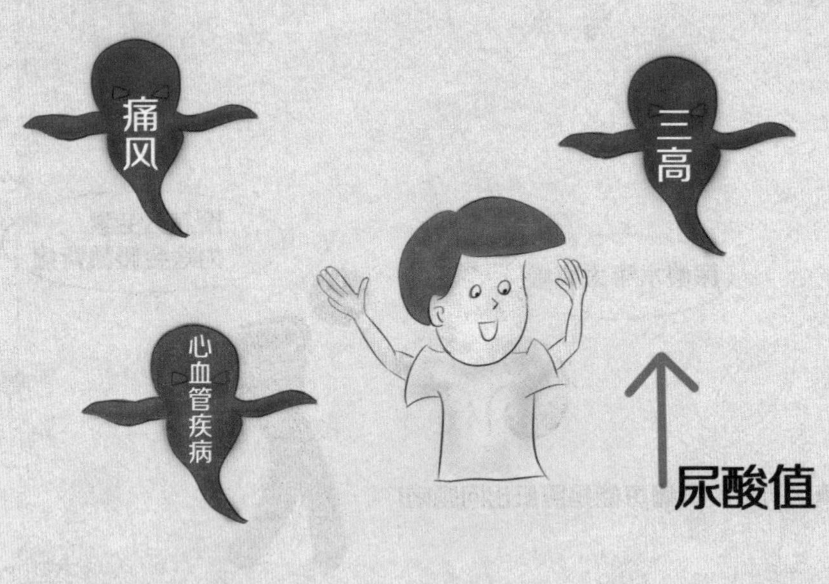

12. 酒精与痛风有什么关系?

（1）酒精摄入量与痛风发病风险呈正相关，其中重度饮酒者痛风发病风险增加 2.64 倍。

（2）酒精会增加三磷酸腺苷消耗，导致血尿酸水平升高。

（3）酒精会导致血清乳酸水平升高，减少尿酸排泄。

（4）酒精含有嘌呤，会导致尿酸产生增加。

建议痛风患者限酒，尤其是啤酒和烈性酒。

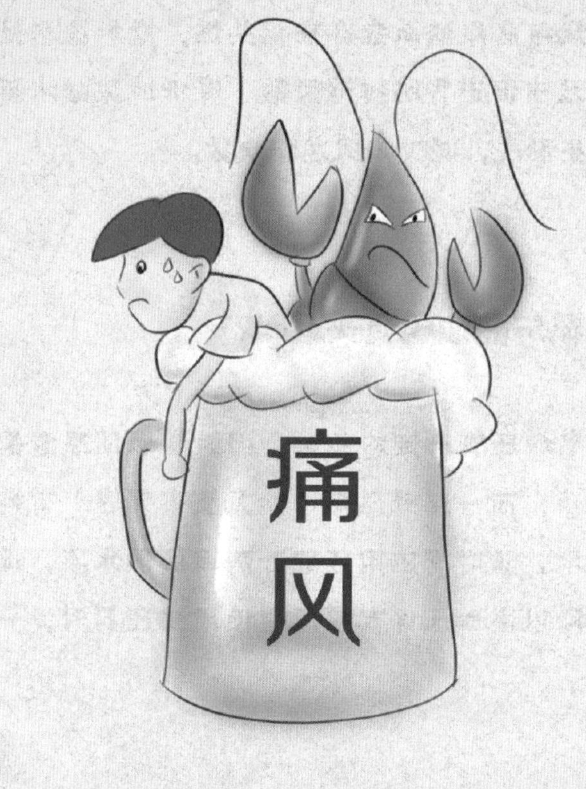

13. 含糖饮料与痛风有什么关系?

甜味剂果糖广泛应用于含糖饮料中，研究显示，富含果糖的饮料会明显升高血尿酸水平，增加痛风发作的风险。

14. 饮水不足与痛风有什么关系?

饮水不足与高尿酸血症存在相关性，增加饮水量可增加排尿量，从而促进肾脏排泄尿酸，降低血尿酸水平，减少尿酸盐结晶形成，减少痛风发作次数。

15. 痛风与高血压有关系吗?

痛风和高血压有一定的关系，因为高血压患者需要长期服用降压药，而一些降压药（如氢氯噻嗪等）有抑制尿酸排泄的作用，长时间应用可能升高血尿酸水平，促发或加重痛风。所以高血压伴有痛风者使用降压药时，一定要注意选择。

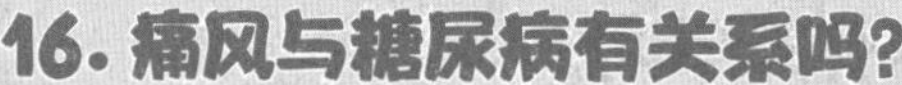

16. 痛风与糖尿病有关系吗?

痛风和糖尿病是两种关联性非常大的疾病，可以先患有痛风继而引发糖尿病，也可以先患有糖尿病继而引发痛风。

糖尿病与痛风的关系：它们都是体内代谢异常引起的疾病，两者有共同的发病基础——营养过剩。因此，饮食条件优越者易患糖尿病和痛风。

糖尿病患者体内缺乏调节血糖的胰岛素，直接导致体内持续处于高血糖状态，影响其他物质的代谢，从而导致脂肪、蛋白质、水和电解质代谢发生紊乱。因此，血糖值高者，尿酸值也会比较高。据不完全统计，糖尿病患者中伴有痛风的占 0.1% ~ 9%，而伴有高尿酸血症的占 2% ~ 50%。

17. 痛风与高脂血症有关系吗?

痛风与高脂血症是有一定关系的。痛风属于一种代谢性疾病，主要是由于机体内血尿酸水平升高而导致的。如果机体内的血脂水平升高，在一定程度上会影响尿酸的代谢，从而导致尿酸水平升高，促发或加重痛风。所以高脂血症患者要遵医嘱应用阿托伐他汀等降脂药物治疗，以免引起痛风等其他代谢性疾病。

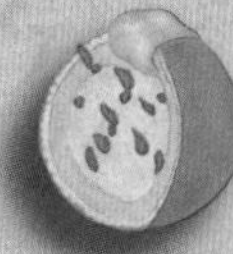

18. 痛风与肥胖有关系吗？

痛风与肥胖肯定是有关系的。痛风患者多数伴有肥胖，肥胖目前已成为导致痛风发生的一个独立危险因素。肥胖患者可出现代谢综合征，如高脂血症、高血压、糖尿病等，这些都是导致痛风的危险因素。

肥胖患者平常吃油腻食物比较多，比如肉类，这样会导致体内的尿酸水平急剧升高，如果达到一定程度，就会诱发痛风的发作。所以肥胖患者建议控制饮食，适当减轻体重，避免吃含嘌呤过高的食物，不要喝酒，尽量少吃海鲜，这样有利于缓解痛风的发作。

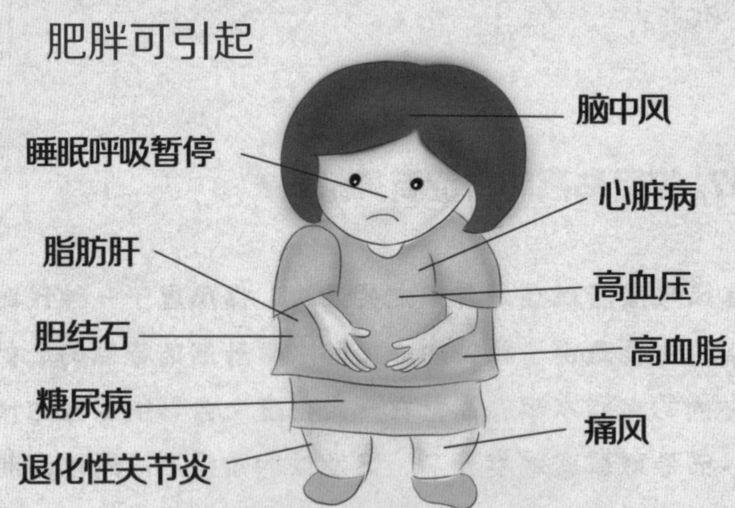

19. 哪些人最容易患痛风？

前面我们讲了部分痛风患者是因为基因的原因导致该病，也有部分痛风患者是因为自身习惯的原因导致该病，那么具有哪些习惯的人容易被痛风盯上呢？

胡吃海喝的人、狂爱工作的人、急脾气的人、胖子容易被痛风盯上。

20. 为什么“工作狂”容易被痛风盯上？

工作压力太大，神经总是处于高度紧张状态，这在医学上被称为“应激状态”。人处于“应激状态”，能量消耗就相当于剧烈运动，三磷酸腺苷就会过度分解，产生腺嘌呤。“工作狂”每天都产生过量的尿酸，而且由于精神压力太大，内环境紊乱，尿酸的排出也受到影响，进的多，出的少。在这种情况下，血尿酸水平能不高吗？痛风能不犯吗？

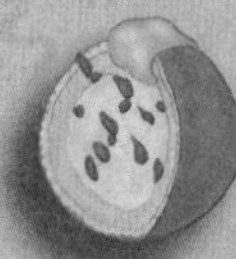

21. 为什么“急脾气的人”容易被痛风盯上?

有调查研究发现，做什么事情都寻求快，走路快、运动快、吃饭也快，闲下来的时候会不安，喜欢把时间堆得满满的这类人患痛风等代谢病的概率比一般人要高。如果想要远离痛风，那就得让自己慢下来。当然，性格是天生的，不是说慢就能慢的，但脑子里得有这种意识：遇事等一等，慢一慢。

22. 为什么“胡吃海喝的人”容易被痛风盯上?

经常吃海鲜、喝啤酒的人也特别容易患上痛风。另外喜欢大量进食肉类、动物内脏等高嘌呤食物也容易引发痛风。

23. 为什么“胖子”容易被痛风盯上?

肥胖是很多疾病的“好朋友”，很多疾病都喜欢胖子，痛风也不例外。当体内的脂肪含量过高时，代谢总是超负荷的，无论是血糖、血脂，还是血尿酸，多半都不太正常。有研究显示，体重增加是痛风发生的独立危险因素，体质指数（BMI）与痛风的发病率呈正相关，体重下降可显著提高尿酸控制的达标率，降低痛风急性发作频率。腹型肥胖（中心型肥胖）亦可增加痛风发病风险。

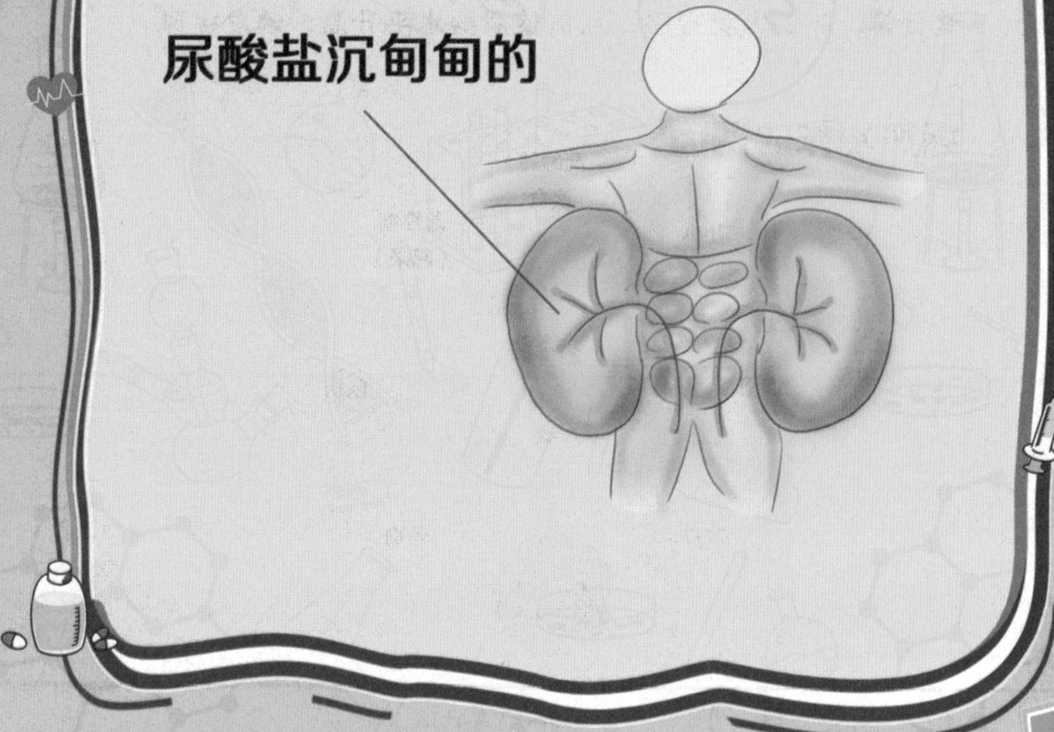

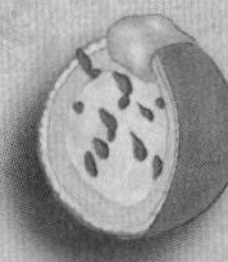

24. 痛风发作常见的生活诱因是什么？

（1）暴饮暴食，摄入过多动物内脏、海鲜等高嘌呤食物，同时大量饮酒，导致尿酸水平突然升高。

（2）初次大量使用降尿酸药，血尿酸水平突然降低，与关节液中的尿酸水平相差悬殊，致使已经沉积在关节表面及其周围组织的尿酸盐结晶骤然脱落释放，从而诱发甚至加重关节炎发生，即发生“转移性痛风”。

（3）关节着凉，尿酸在低温下容易形成结晶。

（4）关节外伤，尿酸容易在受伤的关节沉积。

（5）劳累，身体在劳累时，会使体内的三磷酸腺苷大量分解，产生大量嘌呤，从而使尿酸水平升高，诱发痛风。

痛风发作的诱因

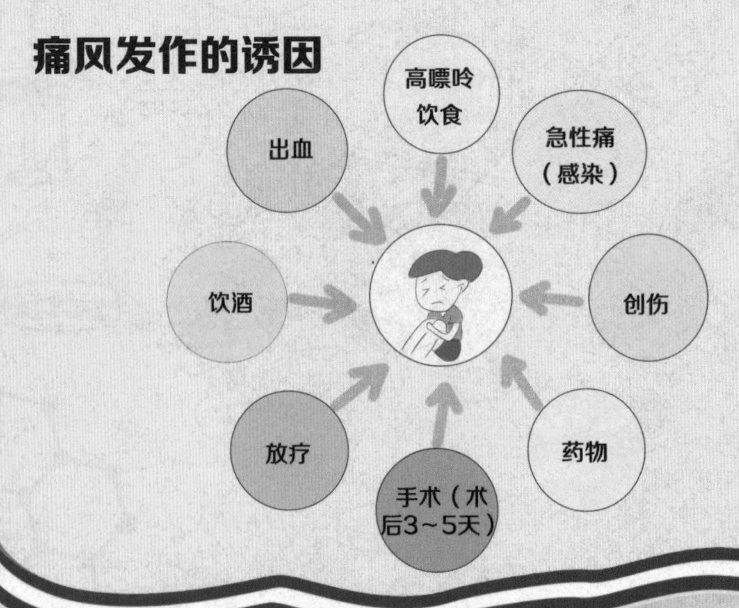

第二部分　生活干预

1. 高尿酸血症患者生活方式指导原则包括哪些？

（1）养成健康的生活方式：合理膳食，戒烟限酒，多饮水。

（2）少摄入海鱼、动物内脏等高嘌呤食物。

（3）控制能量摄入、营养素供能比例，保持健康体重。

（4）配合规律降尿酸药物治疗，并定期监测随诊。

2. 只需改善生活方式就可以控制尿酸水平了吗?

轻度、早期高尿酸血症患者和痛风患者：改善生活方式可以使病情得到有效控制。

病程长，尿酸水平严重升高的患者：单纯生活方式改善很难使尿酸水平达到理想状态。饮食来源的尿酸只占人体总尿酸的 20%。对于这部分患者建议遵医嘱规范服药，配合生活方式改善，达到控制尿酸水平的目的。

中风，可以根治吗?

不能,但是通过药物治疗、控制饮食和改善生活方式能控制。

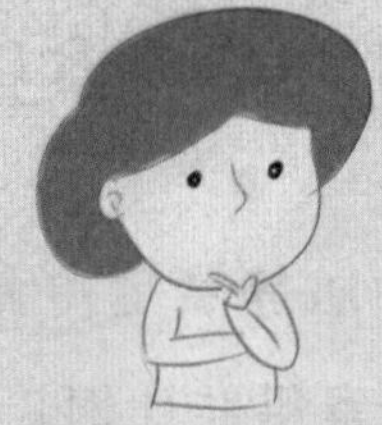

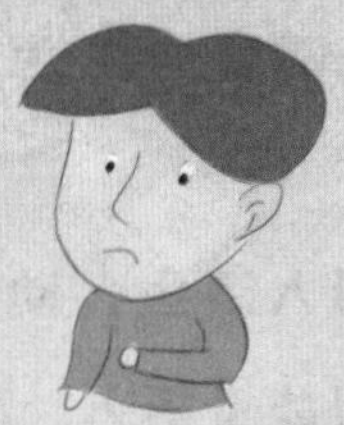

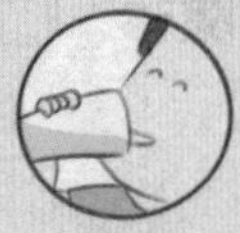

多饮水

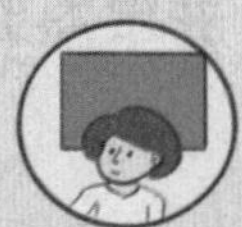

碱化尿液

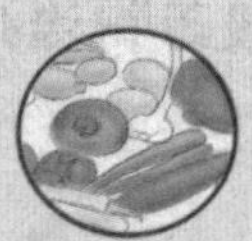

低嘌呤饮食

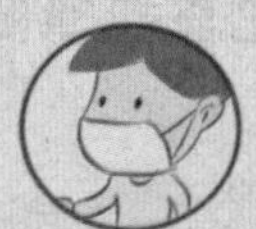

戒烟戒酒，避免加重肾脏负担

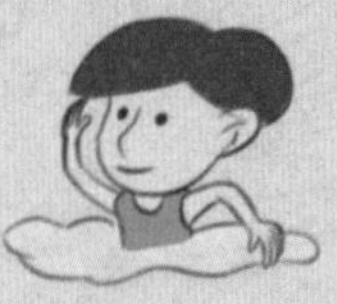

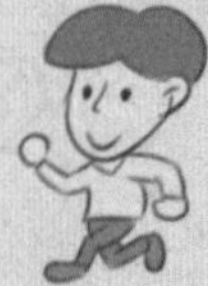

保持体重，运动是手段

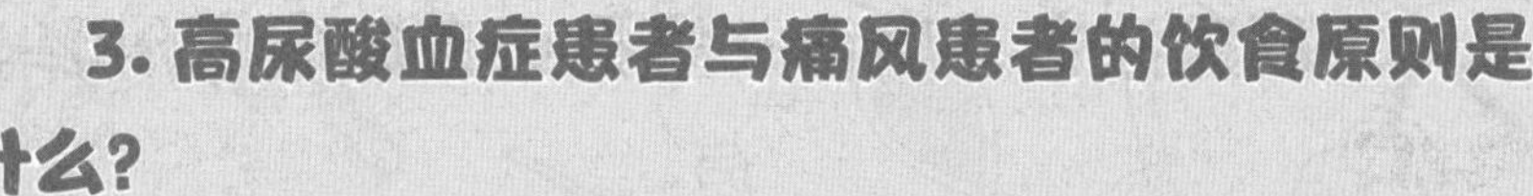

3. 高尿酸血症患者与痛风患者的饮食原则是什么?

（1）强调均衡饮食，控制总热量。

（2）提倡低嘌呤、低脂、低盐饮食。

（3）避免食用含嘌呤高的动物内脏、浓肉汤，以及贝类、龙虾等海产品。

（4）急性痛风发作、药物控制不佳或慢性痛风性关节炎患者，应禁止食用含酒精的饮料。

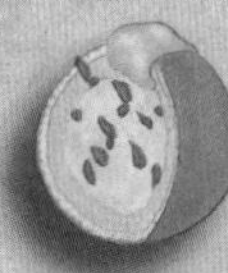

4. 高尿酸血症患者与痛风患者限制食用哪些食物?

（1）含嘌呤高的动物性食品，如牛肉、羊肉、猪肉等。

（2）鱼类食品。

（3）含较多果糖和蔗糖的食品。

（4）各种含酒精饮料，尤其是啤酒和蒸馏酒（白酒）。总体饮酒量男性全天不宜超过 28 g 纯酒精，女性全天不宜超过 14 g 纯酒精。14 g 纯酒精相当于 12 度的红葡萄酒 145 mL，3.5 度的啤酒 497 mL 或 40 度的白酒 43 mL。

管住嘴

不要吃:

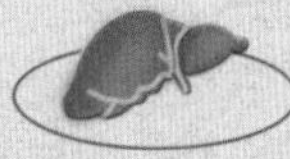

动物内脏(肝、肾、脑等)

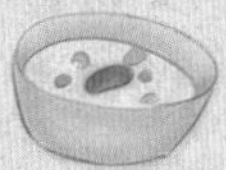

浓汤（浓肉汤、火锅汤)

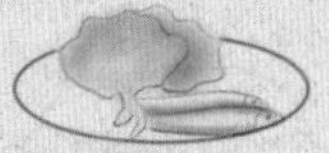

部分海鲜(小鱼干、牡蛎)

适量吃:

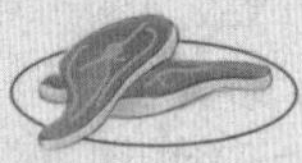

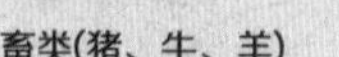

畜类(猪、牛、羊)

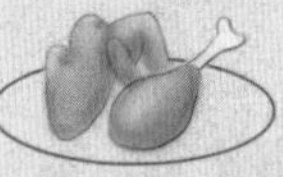

禽类(鸡、鸭等)

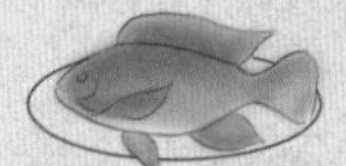

部分鱼类(鲤鱼、鲫鱼等)

放心吃:

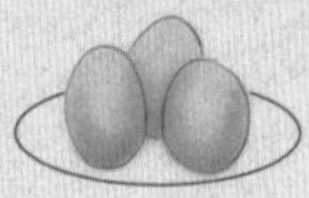

蛋类(鸡蛋等)

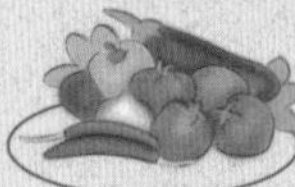

蔬菜(西红柿等)

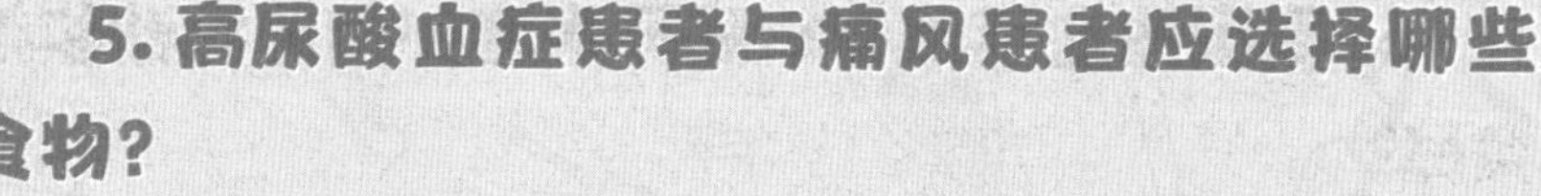

5. 高尿酸血症患者与痛风患者应选择哪些食物？

（1）脱脂或低脂乳类及其制品，每日 300 mL。

（2）蛋类，鸡蛋每日 1 个。

（3）足量的新鲜蔬菜，每日应达到 500 g 或更多。

（4）鼓励摄入低血糖生成指数（GI）的谷类食物。

（5）充足饮水（包括茶水和咖啡等），每日至少 2000 mL。

6. 高尿酸血症患者与痛风患者如何选择动物性食品?

（1）首选禽肉等白肉，以瘦肉为主，并注意加工方式。

（2）可选含嘌呤较低的鸡蛋白、牛乳、海参等。

（3）少选含嘌呤较高的牛肉、羊肉、猪肉等红肉，动物内脏，以及含有大量脂肪和胆固醇的肥肉。

（4）食用数量：痛风患者每日肉类摄入量不宜超过100 g。

10种食物嘌呤含量对照表
（单位：mg/100 g）

专家建议
1.肉类食材在烹饪前，先用开水焯1～2 min。2.将一天的肉分成三餐吃，别一顿都吃掉。3.水煮后的肉汤不要喝。

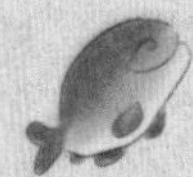
鲤鱼：69

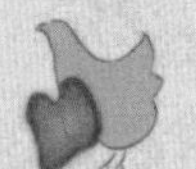
鸡肝：317

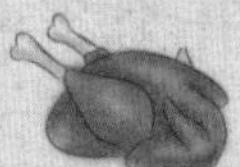
鸡肉：208

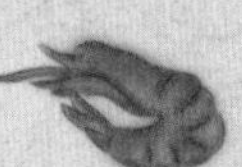
青虾：180

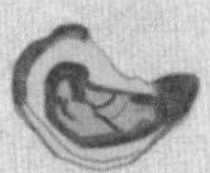
生蚝：153

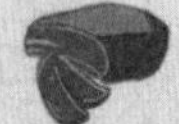
牛肉：108

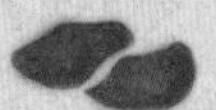
羊肉：110

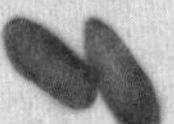
蚕蛹：123

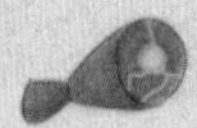
猪肉：138

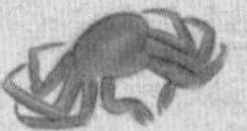
河蟹：147

7. 高尿酸血症患者与痛风患者为什么不宜食用烟熏制品和腌制品？

烟熏制品和腌制品中嘌呤、盐分含量较高，会干扰尿酸代谢，所以不宜食用。

常见烟熏制品和腌制品

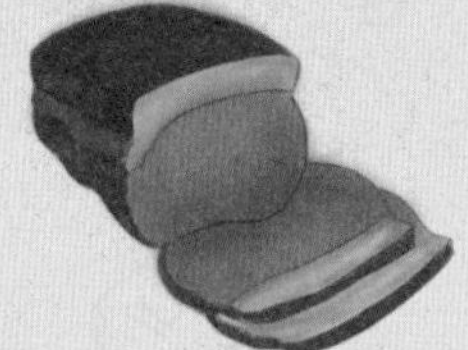

腊肉

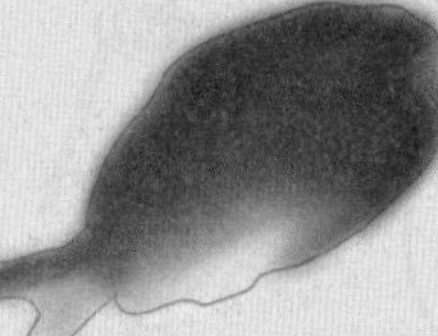

腊鱼

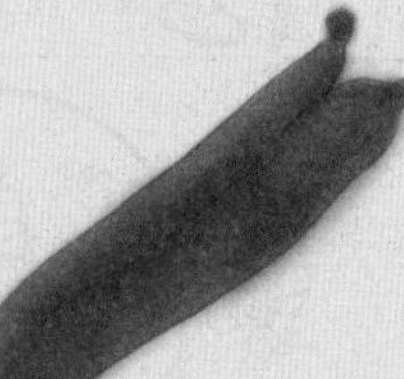

香肠

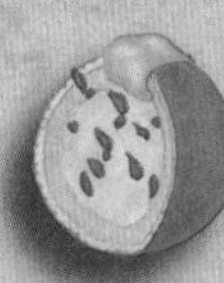

8. 常见动物性食物的嘌呤含量为多少?

常见动物性食物嘌呤含量			
食物名称	嘌呤含量 /mg · kg^{-1}	食物名称	嘌呤含量 /mg · kg^{-1}
鸭肝	3979	河蟹	1470
鹅肝	3769	猪肉（后臀尖）	1378.4
鸡肝	3170	草鱼	1344.4
猪肝	2752.1	牛肉干	1274
牛肝	2506	黄花鱼	1242.6
羊肝	2278	驴肉加工制品	1174
鸡胸肉	2079.7	羊肉	1090.9
扇贝	1934.4	肥瘦牛肉	1047
基围虾	1874	猪肉松	762.5

9. 常见植物性食物的嘌呤含量为多少?

常见植物性食物嘌呤含量			
食物名称	嘌呤含量 /mg·kg^{-1}	食物名称	嘌呤含量 /mg·kg^{-1}
紫菜（干）	4153.4	豆浆	631.7
黄豆	2181.9	南瓜子	607.6
绿豆	1957.8	糯米	503.8
榛蘑（干）	1859.7	山核桃	404.4
猴头菇（干）	1776.6	普通大米	346.7
豆粉	1674.9	香米	343.7
黑木耳（干）	1662.1	大葱	306.5
腐竹	1598.7	四季豆	232.5
豆皮	1572.8	小米	200.6
红小豆	1564.5	甘薯	186.2
红芸豆	1263.7	红萝卜	132.3
内酯豆腐	1001.1	菠萝	114.8
花生	854.8	白萝卜	109.8
腰果	713.4	木薯	104.5
豆腐块	686.3	柚子	83.7
水豆腐	675.7	橘子	41.3

10. 蔬菜水果与痛风有什么关系?

蔬菜水果是合理膳食的必要组成部分，但是大量研究证实，富含果糖的蔬菜水果会显著升高血尿酸水平，增加痛风发病风险，痛风患者应减少富含果糖的蔬菜水果的摄入。

富含果糖的水果

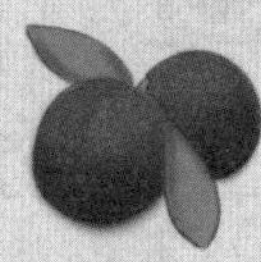
杨梅

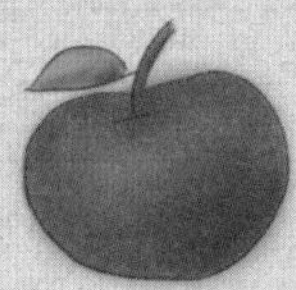
苹果

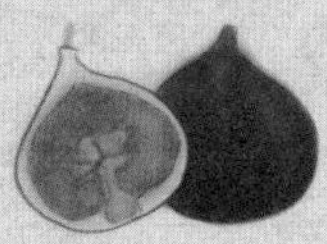
无花果

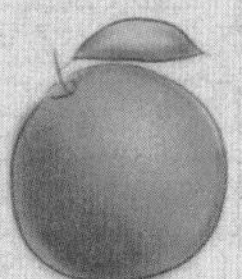
橙子

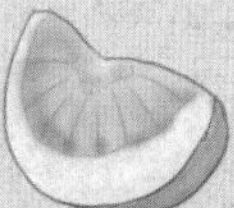
柚子

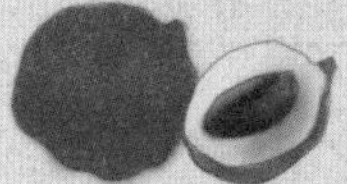
荔枝

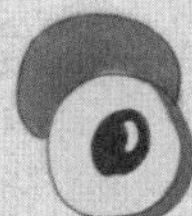
桂圆

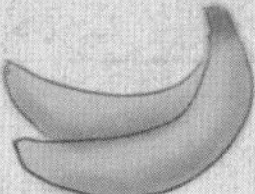
香蕉

11. 痛风患者如何选择蔬菜水果?

（1）不宜进食水果：糖分（尤其是果糖）含量较高的水果，如苹果、橙子、龙眼、荔枝、柚子、柿子和石榴等。

（2）建议食用的水果：柠檬、樱桃和橄榄。

（3）适量食用的水果：西瓜、椰子、葡萄、草莓、李子和桃等。

（4）建议食用的蔬菜：嘌呤含量较低的瓜类、块茎类、块根类及叶类蔬菜。

（5）不宜多食的蔬菜：香菇、草菇、芦笋、紫菜、海带及粮食胚芽等嘌呤含量较高的植物性食品。

高尿酸血症适合吃

新鲜蔬菜

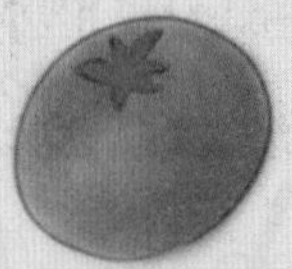

西红柿

适量低糖水果

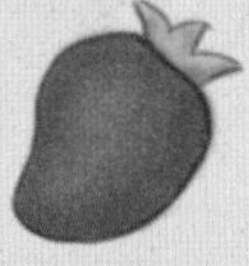

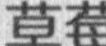

草莓

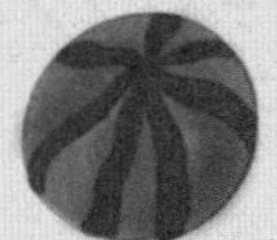

西瓜

12. 痛风患者能吃豆类吗？

黄豆：嘌呤含量较高，尿酸水平高的患者限制食用。

豆浆：每 100 g 中含有嘌呤 10.4 mg，属于低嘌呤食物，痛风患者可安心饮用。

普通白豆腐：在加工的过程中，黄豆的嘌呤溶于水中，并被过滤掉，最后保留在豆腐中的含量并不高，也可以食用。

豆制品的嘌呤含量因加工方式而异，因此不推荐也不限制豆制品的摄入。

13. 高尿酸血症患者能喝咖啡吗？

黑咖啡具有利尿的作用，高尿酸血症患者可适当饮用，有利于尿液排出，促进尿酸排泄。但饮用咖啡时，尽量不添加糖、脂类，避免造成血糖、血脂波动，不利于病情控制。

14. 痛风患者如何饮水?

无肾脏病、心力衰竭等禁忌证的情况下：

（1）每天饮水总量为 2 ～ 3 L，尿液酸碱度（pH）为 6.3 ～ 6.8，有利于尿酸排泄，减少尿酸盐结晶形成。

（2）分次饮水，建议早、午、晚有 3 次饮水量达 500 mL 左右。

（3）饮用水尽量选择弱碱性、小分子水。

（4）饮用柠檬水（1 ～ 2 个鲜柠檬切片加入 2 ～ 3 L 的水中）有助于降尿酸。

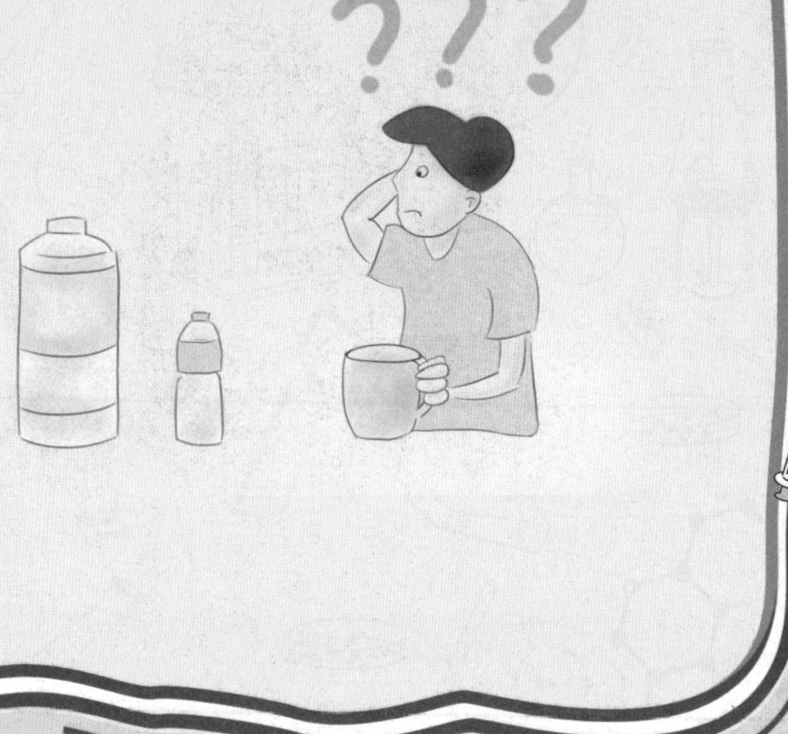

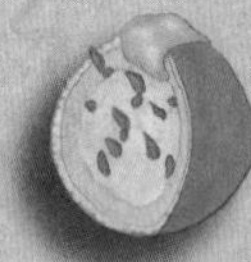

15. 维生素 C 能降低尿酸水平吗?

维生素 C 是一种水溶性维生素，具有抗氧化、促进胶原蛋白合成、提高免疫力、缓解毒性、防止动脉粥样硬化等作用。多项研究发现，维生素 C 对嘌呤代谢具有积极作用，有利于降低尿酸水平，降低尿酸盐结晶沉积在关节和软组织的风险。患者可通过日常膳食适当多吃维生素 C 含量高的蔬菜水果，如酸枣、黑加仑、草莓、橘子、柠檬等，辅助降低尿酸水平。

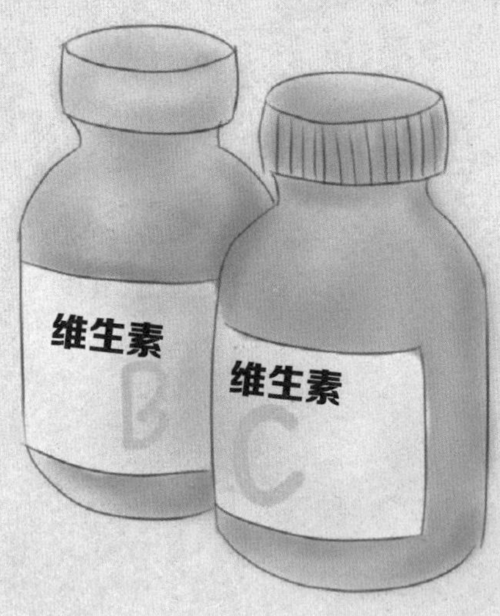

16. 喝苏打水能降低尿酸水平吗?

当尿液的 pH 为 6.3 ~ 6.8 时，有利于尿酸盐结晶溶解，从尿液排出，因此，pH6.3 ~ 6.8 是理想的尿液酸碱度。临床上常使用碳酸氢钠（小苏打）或枸橼酸氢钾钠碱化高尿酸血症患者的尿液。普通苏打水 pH 为 7.5 ~ 9.0，呈弱碱性，对尿液 pH<6.0 的高尿酸血症患者有一定作用。

但是如果大量喝苏打水，使尿液 pH ＞ 7.0 时，反而容易形成草酸钙及其他类结石，对人体造成危害。而且一些苏打水中添加了白砂糖、果糖等物质，大量饮用不仅会增加能量的摄入，果糖等物质还会影响尿酸的排泄。因此，是否需要喝苏打水以及喝多少，要根据患者尿液酸碱度来确定，切勿盲目大量饮用。

苏打水虽然好，但是不能迷恋

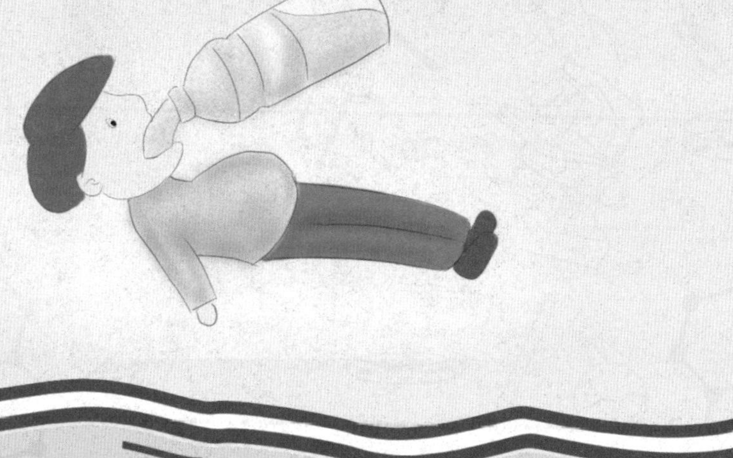

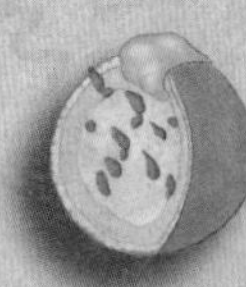

17. 运动对痛风患者有什么益处?

国内外均有研究表明，低强度的有氧运动可降低痛风的发病率。对于高尿酸血症患者和痛风患者来说，适当运动可作为非药物治疗措施之一。

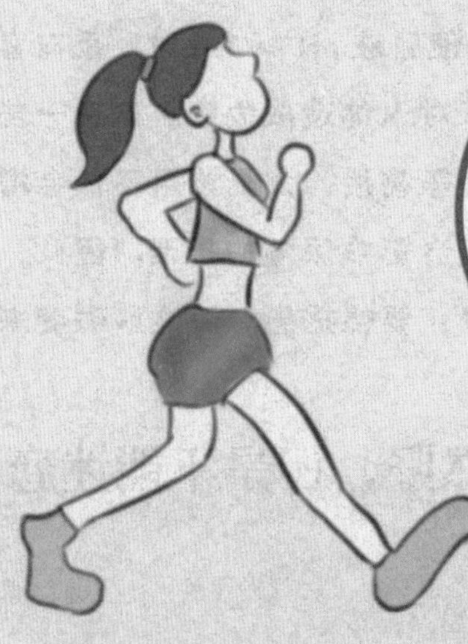

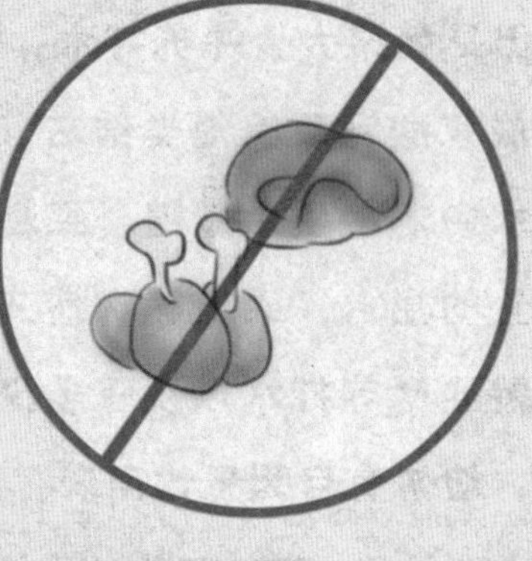

管住嘴，迈开腿

18. 为什么痛风患者不宜进行剧烈运动？

（1）剧烈运动会使出汗增加，血容量、肾血流量减少，尿酸排泄量减少，血尿酸水平上升，可能诱发痛风。

（2）剧烈运动时肌肉和关节运动过度，局部氧气供应不足，导致体内糖酵解，产生乳酸堆积。一方面，因乳酸与尿酸均是酸性物质，乳酸竞争性从小便中排出，会影响尿酸的排泄；另一方面，体内因乳酸过多会形成酸性环境，使尿酸在关节局部沉积，诱发痛风。

（3）剧烈运动会损坏肌肉细胞，使体内嘌呤增加，从而导致血尿酸水平升高。

运动过量可能会诱发痛风！

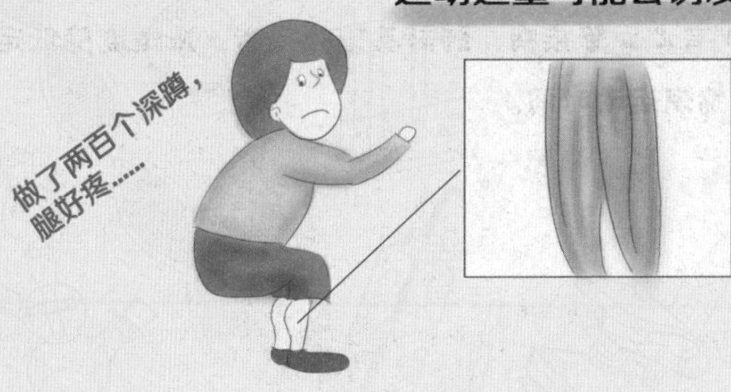

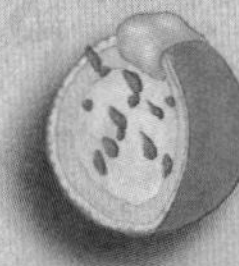

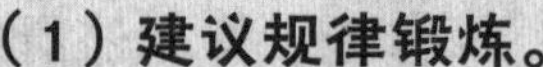

19. 痛风患者应该怎样运动?

（1）建议规律锻炼。

（2）运动应从低强度开始，逐步过渡至中等强度，避免剧烈运动。

（3）运动次数以每周 4 ～ 5 次为宜，每次 0.5 ～ 1h。

（4）运动方式为有氧运动，如慢跑、打太极拳等。

（5）运动期间或运动后，应适量饮水，促进尿酸排泄。避免快速大量饮水，加重身体负担。

（6）低温容易诱导痛风急性发作，运动后应避免冷水浴。

（7）痛风急性期以休息为主，中断锻炼，有利于炎症消退。

（8）有心血管疾病、肺部基础疾病者，应适度降低运动强度和缩短运动时间。

运动方式

慢跑 打太极 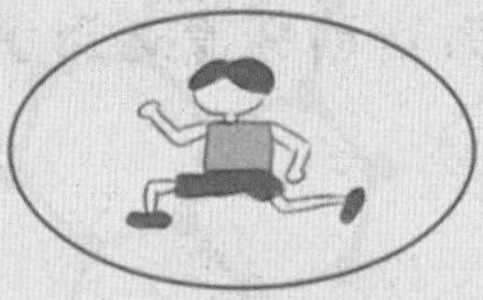 散步

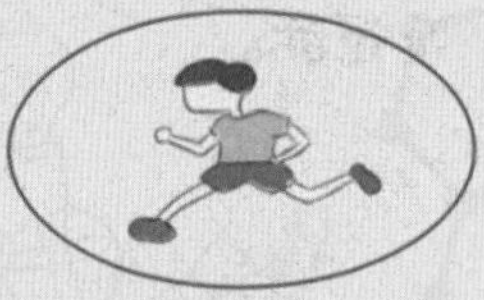

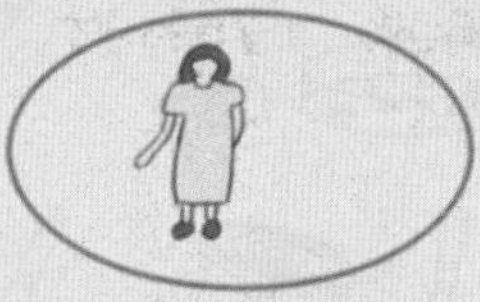

骑自行车 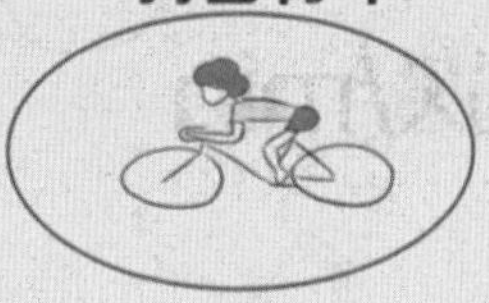 练习瑜伽 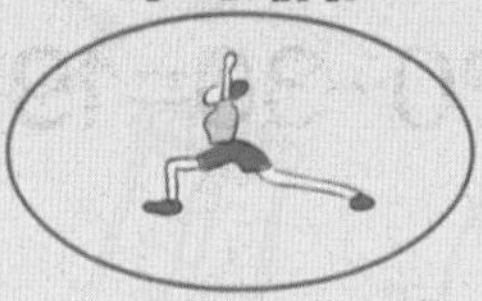 打羽毛球

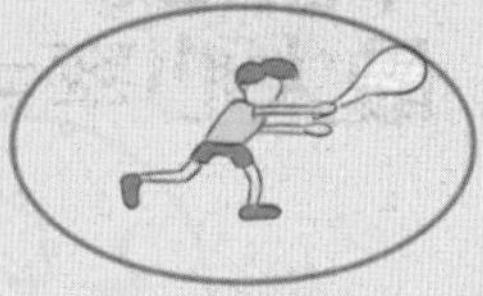

体操 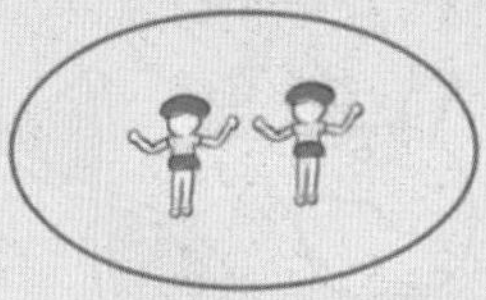 跳绳 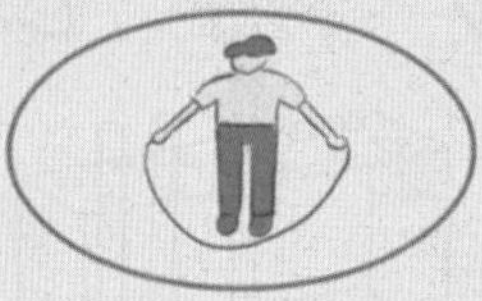 踢足球

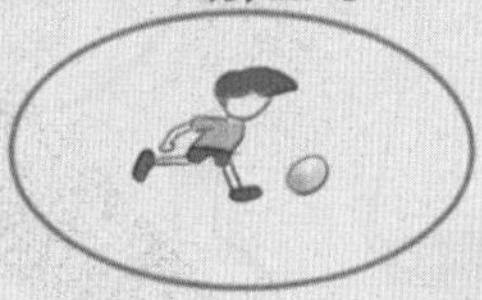

20. 什么是最大耗氧量与最大心率?

当剧烈运动时，人体消耗的氧量和人体的心率可达极限，此时的耗氧量称为最大耗氧量，相应的心率为最大心率。

通常最大心率 =220 – 年龄，当心率达到最大心率的 60% ～ 75% 时，可认为运动强度达到了中等强度。

年龄:30

最大心率=220-30=190次/min

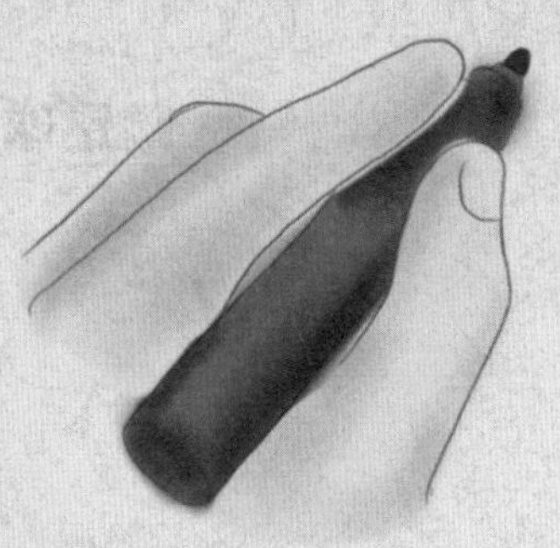

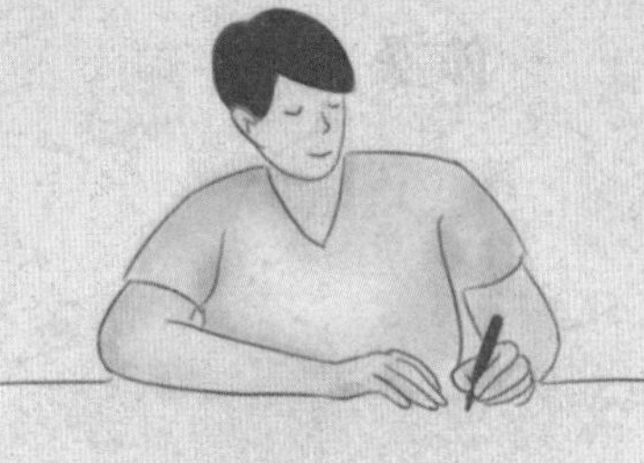

21. 高尿酸血症患者如何自我判断运动强度?

Borg 自觉疲劳程度量表（RPE），感觉尺度从 6 ～ 20，高尿酸血症患者运动强度应该在自觉疲劳程度量表的 12 ～ 14（有点吃力）。

<table>
<tr><th>PRE</th><th>主观运动感觉</th><th>对应参考心率/次 · min^{-1}</th></tr>
<tr><td>6</td><td>安静，不费力</td><td>静息心率</td></tr>
<tr><td>7</td><td rowspan="2">极其轻松</td><td rowspan="2">70</td></tr>
<tr><td>8</td></tr>
<tr><td>9</td><td>很轻松</td><td>90</td></tr>
<tr><td>10</td><td rowspan="2">轻松</td><td>110</td></tr>
<tr><td>11</td><td>110</td></tr>
<tr><td>12</td><td rowspan="3">有点吃力</td><td rowspan="3">130</td></tr>
<tr><td>13</td></tr>
<tr><td>14</td></tr>
<tr><td>15</td><td>吃力</td><td rowspan="2">150</td></tr>
<tr><td>16</td><td rowspan="3">非常吃力</td></tr>
<tr><td>17</td><td rowspan="2">170</td></tr>
<tr><td>18</td></tr>
<tr><td>19</td><td>极其吃力</td><td>195</td></tr>
<tr><td>20</td><td>筋疲力尽</td><td>最大心率</td></tr>
</table>

22. 高尿酸血症患者如何控制体重?

高尿酸血症患者每日饮食总热量应减少400 ~ 500 kcal（1674.7 ~ 2093.4 kJ），并配合适量运动。减轻体重可借助以下几个技巧:

（1）减少食物总热量的摄入。

制作餐食时，合理搭配营养，适当增加鱼、虾、蛋及大豆制品等高蛋白食物的摄入，同时注意分量不宜过多。

用小容器装食物。

少买零食或将零食放在不可见且不方便拿取的地方，并将大分量的零食分装成小袋。

改变吃饭的顺序,先喝少油的汤,然后吃少淀粉的蔬菜，接着吃肉、蛋类，最后吃主食。

认真吃饭，细嚼慢咽。关上电视，放下手机，专注吃饭，可避免摄入过多食物。

少吃或不吃高油、高糖食物。

（2）养成规律运动的习惯。

从坚持一个最小的运动量开始，逐渐提高运动量，如每天走1000 步，逐渐到6000步、10 000 步。多种运动形式结合。形成“动比不动好”的意识，将运动融入生活、工作中。

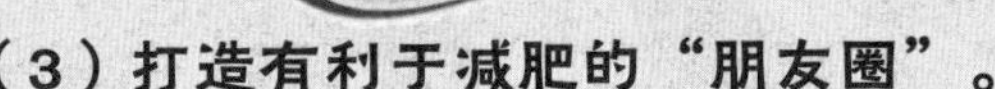

（3）打造有利于减肥的“朋友圈”。

告诉朋友自己的减肥打算，获取家人和朋友的支持。多结交积极向上的朋友，多参加有利于身心健康的活动，远离以吃喝为目的的聚会。

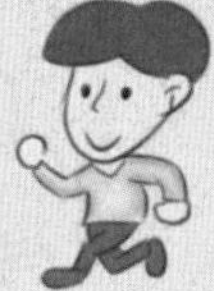

减肥计划表

管住嘴，迈开腿

周一	周二	周三	周四	周五	周六	周日

第三部分　治疗

1. 无症状性高尿酸血症患者非药物治疗措施有哪些?

（1）改善生活方式，调整饮食结构，限制酒精、高嘌呤、高果糖食物的摄入，适量饮水。肥胖患者减少热量的摄入。

（2）生活规律、适量运动，控制体重。

（3）避免使用升高血尿酸水平的药物，如利尿剂（氢氯噻嗪类）。

（4）定期监测血尿酸水平。

（5）监控血压、血糖、血脂等危险因素，并按照慢性病管理规范严格管理。

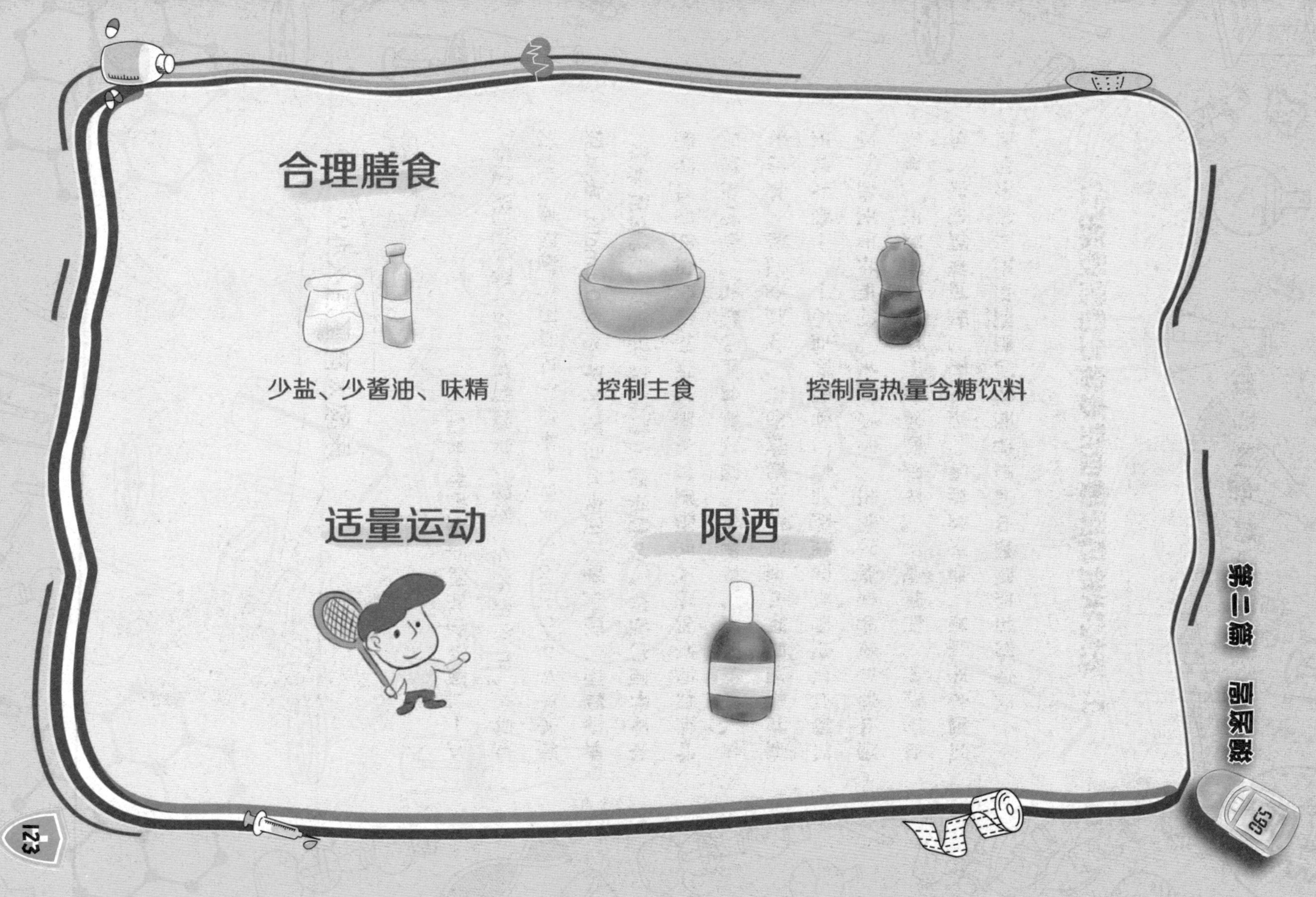
合理膳食
少盐、少酱油、味精
控制主食
控制高热量含糖饮料
适量运动
限酒

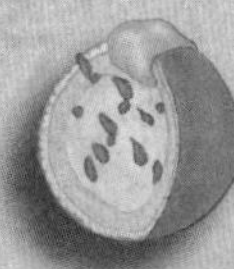

2. 无症状性高尿酸血症患者是否需要治疗?

无症状性高尿酸血症患者面临的危险在于机体长期血尿酸水平偏高，会诱发痛风、高血压、慢性肾脏疾病、心血管疾病、糖尿病等。多项观察性研究结果也显示，高尿酸血症与多种疾病的发生、发展相关。然而关于无症状高尿酸血症患者是否需要治疗，各国观点不一，一般认为无症状性高尿酸血症首选非药物治疗，如适量运动，控制体重，限制酒精、高嘌呤、高果糖食物的摄入，增加奶制品和新鲜蔬菜的摄入及适量饮水等，同时避免应用使血尿酸水平升高的药物，如利尿剂（氢氯噻嗪类）、糖皮质激素、吡嗪酰胺、烟酸等。但若血尿酸水平≥540 μmol/L或血尿酸水平≥480 μmol/L且有合并症（高血压、糖尿病、脂代谢异常、心功能不全、肥胖、尿酸性肾结石、肾功能损害等）之一，建议服用降尿酸药物治疗。

尿酸太高了怎么办?

3. 无症状性高尿酸血症患者治疗后血尿酸水平应控制在多少？

无症状性高尿酸血症患者经治疗后，血尿酸水平应控制在 420 μmol/L 以下，如合并有高血压、糖尿病、脂肪代谢紊乱、肥胖、肾功能损害等患者，血尿酸水平应控制在 360 μmol/L 以下。

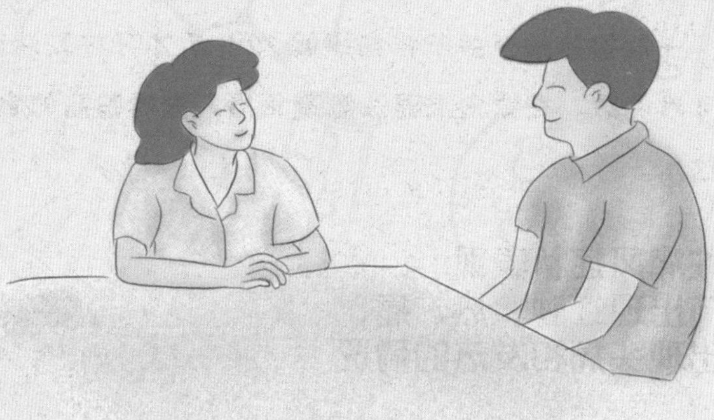

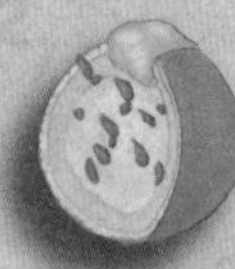

4. 痛风性关节炎急性发作要怎么治疗?

当痛风性关节炎急性发作时，首要措施是尽早使用药物控制炎症，缓解患者疼痛。药物治疗越早越好，最好在发病 24 h 内给药，且不能过早停药，以防复发。常用的药物有秋水仙碱、非甾体抗炎药和糖皮质激素。在用药的同时应避免使用降尿酸的药物并妥善处理各种诱发因素，防止病情迁延。患者应卧床休息，抬高患肢，避免受累关节负重，一般需持续至关节疼痛缓解 72 h 后才可恢复活动。局部可以冷敷。在饮食上要注意避免摄入含嘌呤高的食物，并多饮水。

急性痛风症状表现:
关节出现红肿、热、痛，
还出现头痛和发热的情况

5. 秋水仙碱有哪些副作用？

使用秋水仙碱最常见的副作用是引起胃肠道反应，如恶心、呕吐、食欲减退、腹泻等，发生率高达 40% ~ 75%。长期用药还可引起白细胞减少、血小板减少、肝功能损害、肾功能损害、再生障碍性贫血等，个别患者使用后可出现呼吸抑制等严重不良反应，严重者可引起死亡。

6. 秋水仙碱能长期使用吗?

秋水仙碱具有严重的毒副作用，长期使用会引起骨髓抑制、肝功能损害、肾功能损害、再生障碍性贫血等，因此秋水仙碱不能长期使用，只在痛风性关节炎急性发作时使用，且连续使用不应超过 48 h。如病情确需长期小剂量使用，必须在专科医生指导下使用。

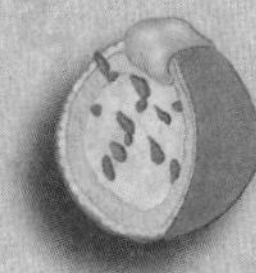

7. 为什么痛风急性发作期不能使用降尿酸药物？

痛风急性发作期急需解决的问题是控制炎症和缓解疼痛，应选择具有消炎镇痛的药物对症治疗，如秋水仙碱、非甾体抗炎药等，而降尿酸药物没有消炎镇痛的作用，不能控制炎症和缓解疼痛。痛风急性发作期使用降尿酸药物，有可能因血尿酸水平降低后关节内尿酸盐结晶快速向外转移，引发一系列炎症反应，造成急性关节炎加重或转移性急性痛风性关节炎。因此，痛风急性发作期不能使用降尿酸药物。但已服用降尿酸药物的痛风急性发作患者，不建议停用降尿酸药物。

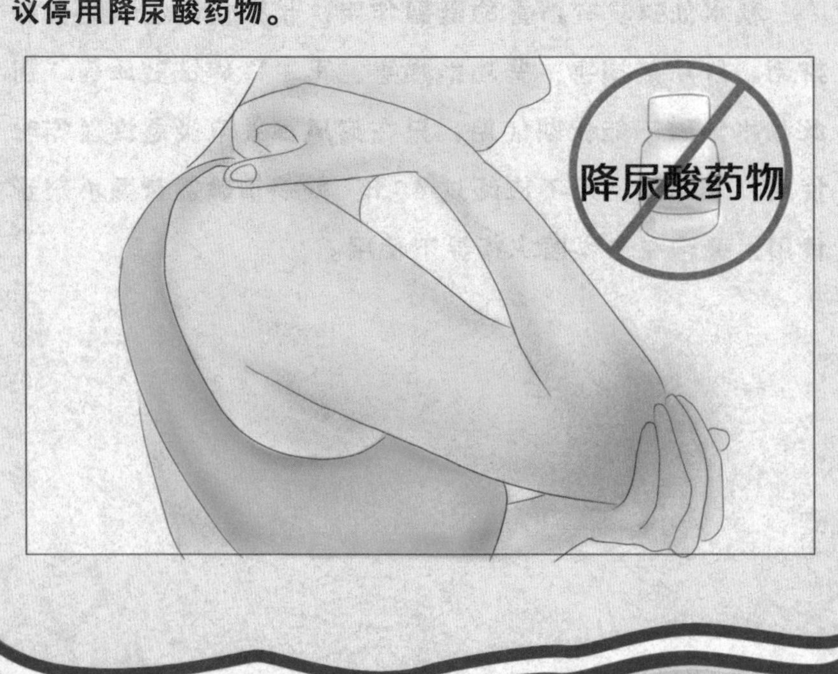

8. 痛风可以根治吗？

痛风和糖尿病一样，是代谢性疾病，属于终身性疾病，目前尚无根治方法。痛风虽不能根治，但却能通过药物治疗控制发作，且痛风有间歇发作的特点，痛风发作间歇期越长，对身体的损害也就越小；痛风发作间歇越短，对身体的损害就越大。因此，痛风不能根治并不可怕，可怕的是没有坚持不懈地与之抗衡。

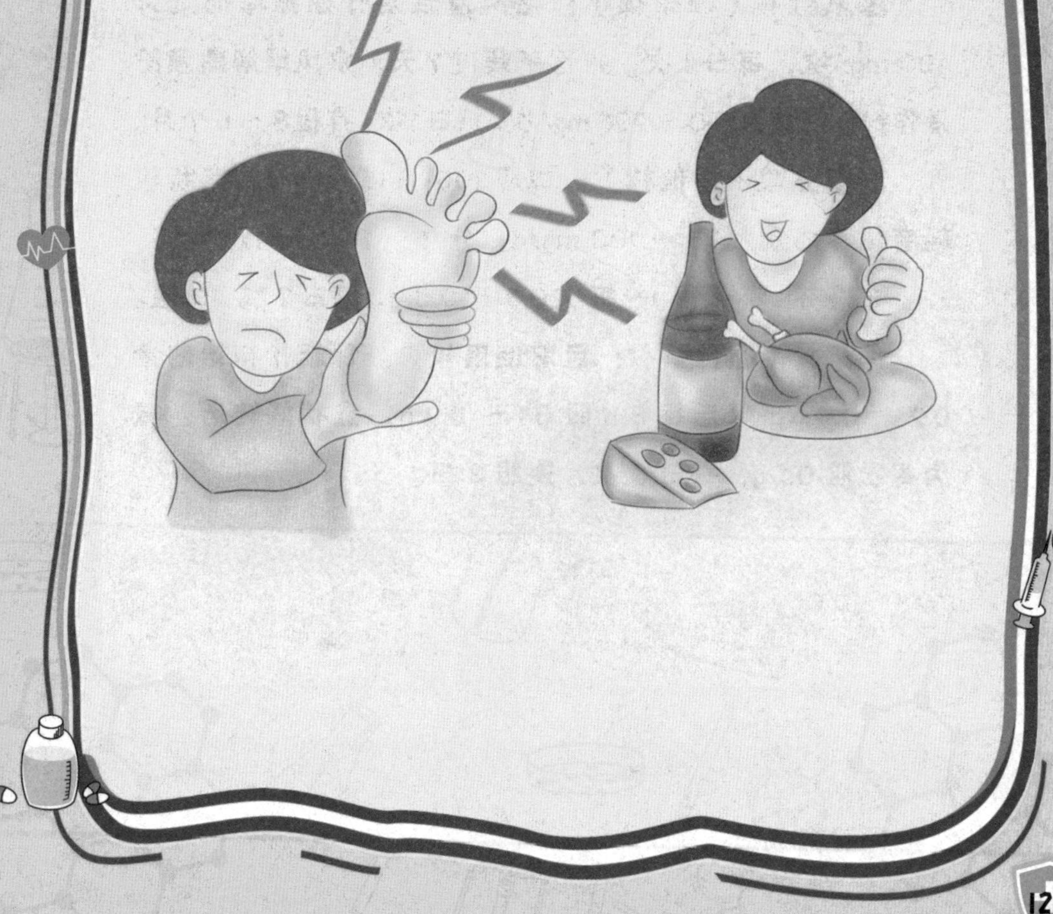

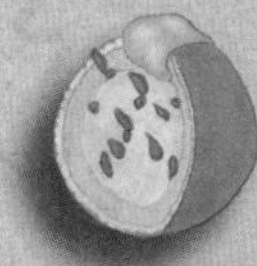

9. 常用的非甾体抗炎药有哪些？

非甾体抗炎药的作用机制为抑制花生四烯酸代谢中环氧化酶活性，进而抑制前列腺素的合成，达到消炎镇痛的目的。常用药物有依托考昔、吲哚美辛、双氯芬酸、布洛芬和保泰松。

依托考昔（安康信 / 安多昔）：推荐剂量为 120 mg/ 次，每日 1 次，口服。只用于痛风急性发作期，最长使用 8 天。

塞来昔布（西乐葆）：痛风急性发作期推荐剂量为 400 mg/ 次，每日 1 次，疗程不超过 7 天；痛风缓解期预防发作推荐剂量为 100 ～ 200 mg/ 次，每日 1 次，疗程 3 ～ 6 个月。

双氯芬酸（扶他林）：口服 100 ～ 150 mg/d。症状较轻者推荐剂量为 75 ～ 100 mg/d，分 2 ～ 3 次服用。

布洛芬（芬必得）：每次 0.3 ～ 0.6 g，每日 2 次，口服。

保泰松（布他酮）：目前使用较少。保泰松初始剂量 0.2 ～ 0.4 g，以后每 6 h 服 0.1 ～ 0.2 g，症状好转后，减为每次服 0.1 g，每日 3 次，连服 3 日。

10. 使用非甾体抗炎药治疗痛风需要注意什么?

非甾体抗炎药是痛风急性发作期一线用药，起效快、胃肠道不良反应少，早期建议足量服用，症状缓解后继服 24 h，随后逐渐减至维持量，5 ~ 7 日考虑停药。该药不应长期使用，同类药物禁联合应用，否则疗效不增加，而不良反应增加。应用时应注意有无肾功能不全、消化性溃疡、消化道出血或穿孔等禁忌证。使用过程中应监测患者肾功能，慢性肾脏疾病患者不建议使用。部分非甾体抗炎药可增加患心血管疾病的风险，合并心肌梗死、心功能不全者应避免使用。

11. 哪些情况下可以考虑使用糖皮质激素?

糖皮质激素在痛风急性发作期能很好地缓解关节疼痛，但为防止糖皮质激素的滥用和反复使用增加发生痛风石的风险，有专家组推荐糖皮质激素为二线镇痛药物。一般在伴有明显全身症状的严重急性痛风发作，肾功能不全，使用秋水仙碱和非甾体抗炎药治疗无效、不耐受或受限时，才考虑使用。

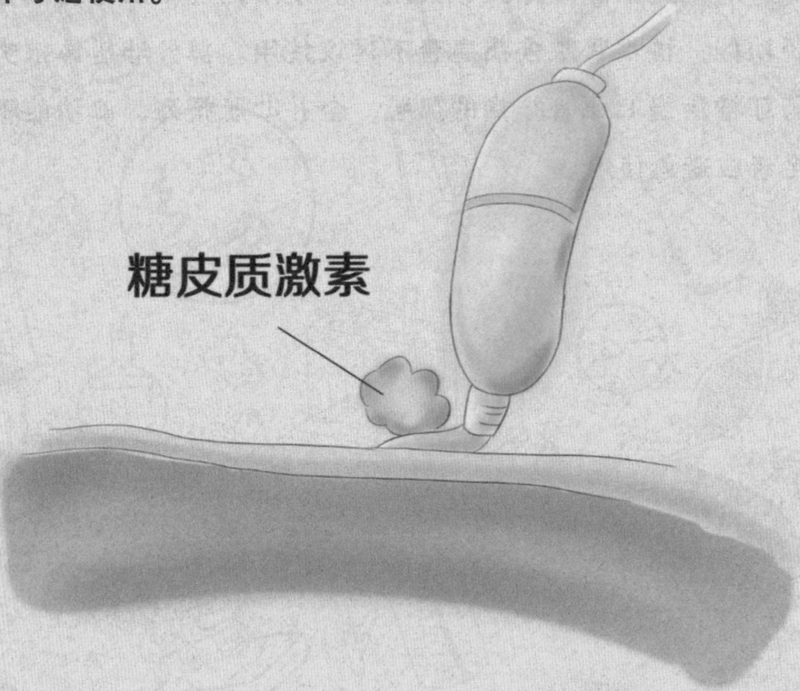

糖皮质激素

12. 痛风性关节炎急性发作需要使用抗生素吗?

痛风性关节炎急性发作时,除受累关节局部出现红、肿、热、痛及功能障碍等表现，还可能有白细胞、C反应蛋白和降钙素等上升的表现，如医生不详细询问病史和做相关检查，极易被误诊为其他感染性疾病而使用抗生素治疗。

痛风性关节炎是由超饱和尿酸盐沉积在关节及其周围软组织引起的无菌性炎症，使用抗生素治疗不仅无效，甚至还可能导致血尿酸水平升高而加重痛风。但如果关节周围的痛风石破溃后发生了化脓性细菌感染，则必须酌情使用抗生素治疗。

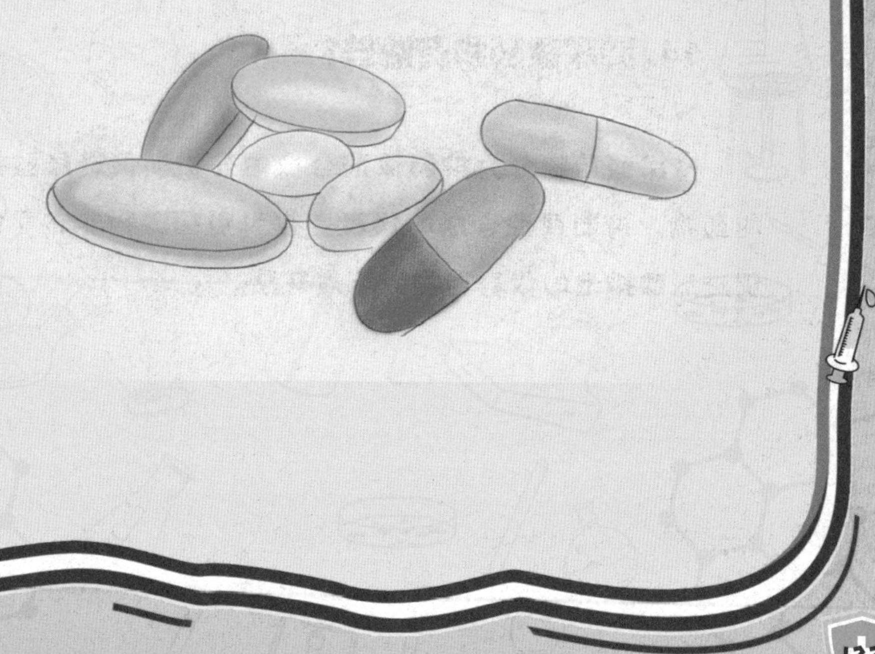

13. 哪些痛风患者需要服用降尿酸药物治疗?

痛风患者有以下情况，建议服用降尿酸药物治疗：

（1）痛风性关节炎发作≥2次/年。

（2）痛风性关节炎发作1次且合并以下任何1项及多项：痛风石、尿路结石、慢性肾脏疾病3期以上。

（3）痛风性关节炎发作1次且合并以下任何1项及多项：年龄<40岁；血尿酸水平≥480μmol/L；合并高血压、糖尿病、血脂异常、肥胖、冠心病、脑卒中、心功能不全。

（4）无症状性高尿酸血症患者非药物治疗6～12个月效果不佳。

14. 降尿酸药物有哪些?

降尿酸药物分为抑制尿酸合成的药物和促进尿酸排泄的药物。抑制尿酸合成的代表药物为别嘌醇和非布司他，促进尿酸排泄的代表药物为苯溴马隆。

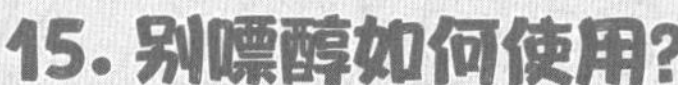

15. 别嘌醇如何使用?

（1）适应证：①原发性和继发性高尿酸血症；②痛风反复发作或慢性痛风；③痛风石；④高尿酸血症肾病；⑤有肾功能不全的高尿酸血症。

（2）用法用量：①成人初始剂量50 mg/次，每日1～2次，每周递增50～100 mg，至剂量200～300 mg/d，分2～3次口服。每2～4周监测血尿酸和尿尿酸水平确定是否增量。②6岁以下儿童，推荐剂量为50 mg/次，1～3次/d；6～10岁儿童，推荐剂量为100 mg/次，1～3次/d。剂量可酌情调整。③建议结合临床医生诊疗意见使用。

16. 使用别嘌醇有哪些不良反应及其处理方法?

别嘌醇常见的不良反应为皮肤过敏、肝功能损伤、肾功能损伤和骨髓抑制。严重者可发生剥脱性皮炎等超敏反应综合征。若皮疹广泛持久，对症治疗无效并有加重趋势，或发生白细胞减少、血小板减少、贫血、骨髓抑制，必须停药。其他胃肠道反应如恶心、呕吐、腹泻等，以及周围神经炎等常为一过性的，停药后会消失。别嘌醇应从小剂量开始用药，用药期间定期检查血常规、肝功能、肾功能，一旦出现皮疹建议立即停药。

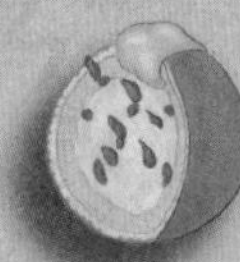

17. 非布司他如何使用?

适应证：痛风患者高尿酸血症的长期治疗。不推荐用于无症状性高尿酸血症。

用法用量：口服推荐剂量为 40 mg 或 80 mg，每日 1 次。推荐起始剂量为 40 mg，每日 1 次；如 2 周后血尿酸水平仍未达标，建议剂量增至 80 mg，每日 1 次。给药时无须考虑食物和抗酸剂的影响。建议结合临床医生诊疗意见使用。

18. 非布司他不良反应有哪些?

非布司他的不良反应主要有肝功能异常，主要表现为食欲减退、疲劳、右上腹不适、黄疸。还可能出现恶心、关节痛、皮疹等。

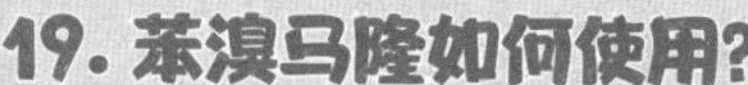

19. 苯溴马隆如何使用?

适应证：苯溴马隆适用于原发性高尿酸血症，以及痛风性关节炎间歇期。

用法用量：成人每次口服50 mg，每日1次，早餐后服用。服药1周后检查患者血尿酸水平。建议结合临床医生诊疗意见使用。

20. 苯溴马隆的不良反应有哪些?

苯溴马隆的不良反应主要有腹泻、恶心等，偶有肝功能异常及谷草转氨酶、谷丙转氨酶及碱性磷酸酶升高。长期服用苯溴马隆需警惕钠负荷过重及高血压。切忌过度碱化，尿液pH过高会增加磷酸钙和碳酸钙等结石形成的风险。

21. 如何选择降尿酸药物?

选择降尿酸药物时应综合考虑药物的适应证、禁忌证和高尿酸血症的分型。别嘌醇、非布司他或苯溴马隆为痛风患者降尿酸治疗的一线药，别嘌醇或苯溴马隆为无症状性高尿酸血症患者降尿酸治疗的一线药。经单药足量、足疗程治疗，血尿酸水平仍未达标的患者，可考虑联合应用两种不同作用机制的降尿酸药物，以促进血尿酸水平达标。

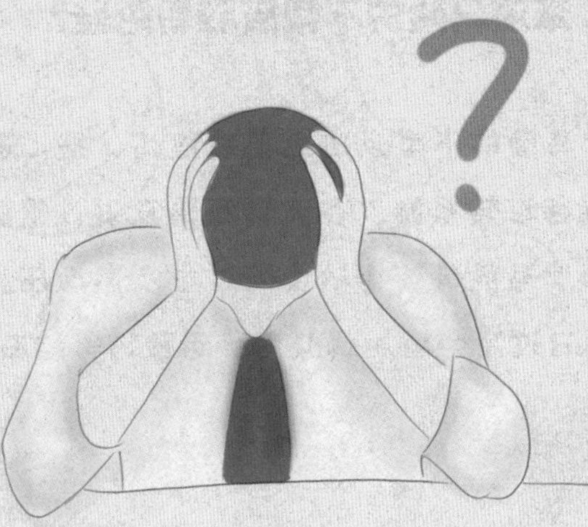

22. 降尿酸治疗后的血尿酸水平应是多少?

降尿酸治疗的目的是减少痛风性关节炎的发生次数和加速体内痛风石和尿酸盐结晶溶解，用药剂量应根据具体情况进行调整。痛风患者血尿酸水平应控制在 360 μmol/L 以下；严重痛风患者，如有痛风石或痛风频繁急性发作，血尿酸水平应控制在 300 μmol 以下，但不建议长期将血尿酸水平控制在 180 μmol 以下。

测尿酸

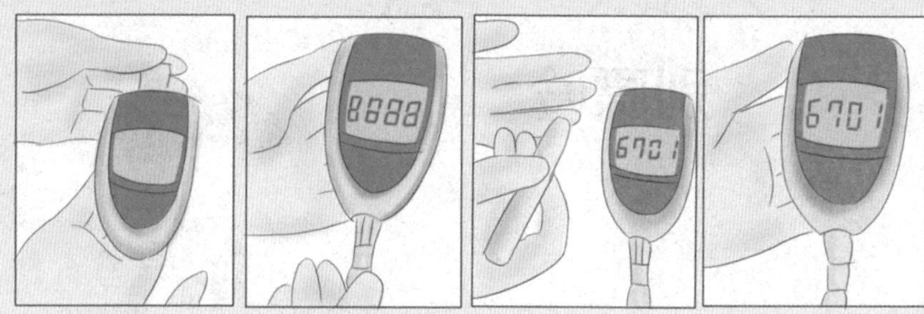

23. 使用别嘌醇前，为什么建议做基因检测？

别嘌醇具有良好的降尿酸效果，尤其适用于尿酸生成过剩型的患者，其疗效显著、价格低廉，但在临床应用别嘌醇以来，少数患者出现了严重的别嘌醇超敏反应，致死率高达 30%。经研究发现，这种反应的发生与患者携带人类白细胞抗原 B 位点 5801 等位基因相关，而汉族人携带此基因型的概率为 10% ~ 20%。因此，在使用别嘌醇之前，建议进行人类白细胞抗原 B 位点 5801 等位基因检测。如基因检测结果为阳性，应避免使用别嘌醇。

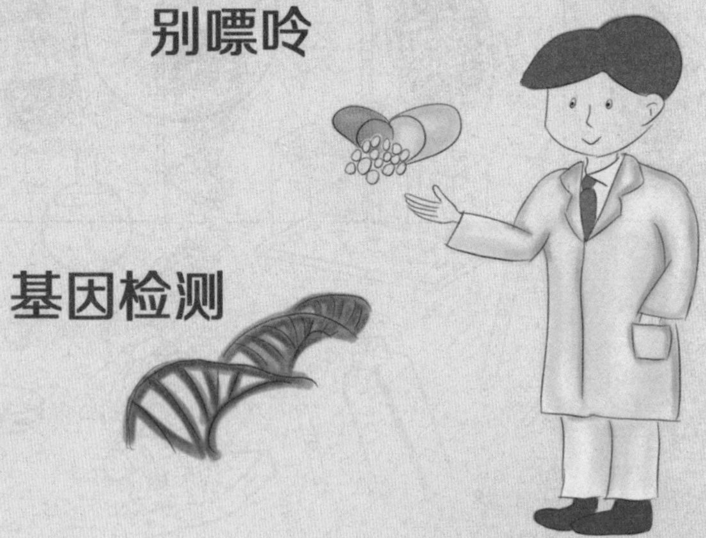

别嘌呤

基因检测

24. 使用降尿酸药物有哪些注意事项?

（1）在选用降尿酸药物前，需要明确患者是尿酸生成过剩型还是尿酸排泄不畅型。所有降尿酸药物应从小剂量开始，并酌情缓慢递增剂量，直至血尿酸水平达标。

（2）长期服药，需定期检测血尿酸水平和肾功能，每3～6个月检测1次，作为调整药物使用剂量的依据。

（3）血尿酸稳定在正常水平后可尝试将药物逐渐减量。

（4）痛风性关节炎急性发作期慎用降尿酸药物，如痛风性关节炎急性发作前已开始使用，不必停用和调整剂量，

（5）在使用中，必要时还可联合小剂量抗炎药物预防发作。

（6）使用促排尿酸药物应联合碱性药物，同时监测尿液酸碱度、血尿酸水平等指标以指导用药，用药期间多饮水，以促进尿酸排出，减轻肾脏负荷。

治疗用药注意事项

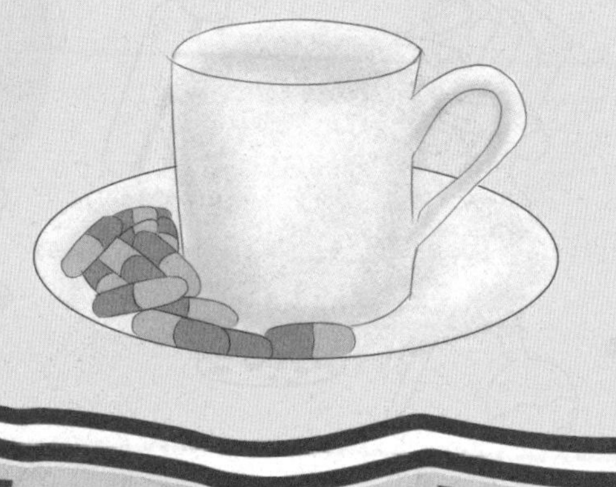

25. 高尿酸血症或痛风合并慢性肾脏疾病时，如何选择降尿酸药物？

慢性肾脏疾病是高尿酸血症或痛风常见的合并症。血尿酸水平升高会影响肾功能分期，亦会影响慢性肾脏疾病的预后，为避免肾功能受损影响药物代谢和排泄，导致药物蓄积中毒，国内外专家均建议高尿酸血症或痛风合并慢性肾脏病患者应根据肾功能分期合理选择降尿酸药物，并及时调整药物的起始剂量和最大剂量。有研究表明，使用别嘌醇、非布司他等药物进行降尿酸治疗，可以改善肾小球滤过率，延缓慢性肾脏疾病的进展。因此可选择别嘌醇或非布司他进行降尿酸治疗。

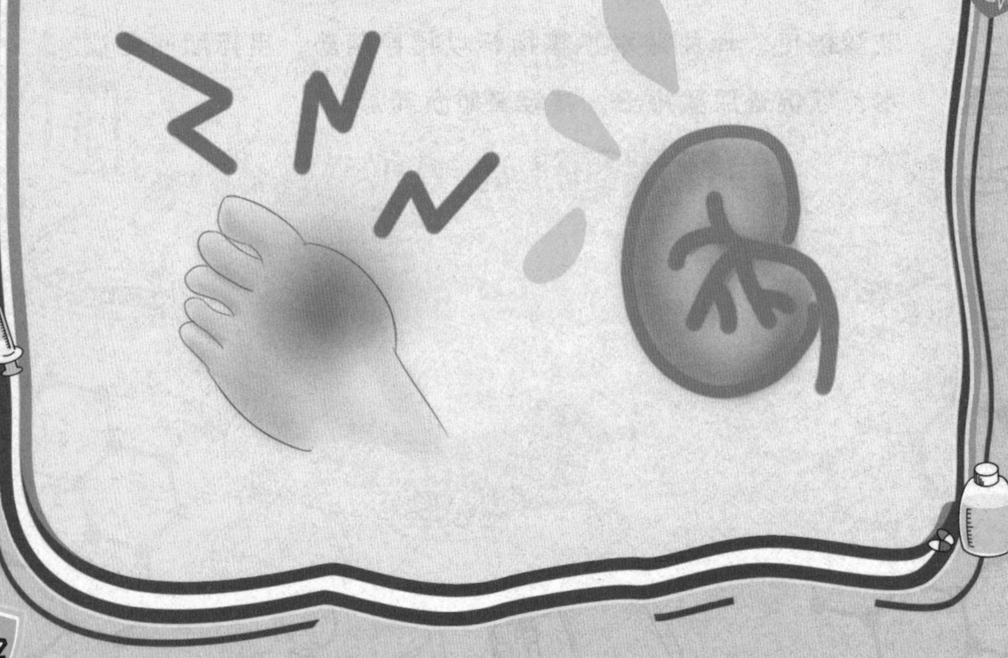

26. 高尿酸血症或痛风合并高血压，如何选择降压药？

不同种类的降压药对血尿酸水平有着不同影响。

氯沙坦和厄贝沙坦可通过减少尿酸重吸收、促进尿酸经肾脏排泄来降低血尿酸水平。

硝苯地平、氨氯地平和非洛地平可通过扩张肾小球入球小动脉增加肾血流量和肾小球滤过率，降低血尿酸水平。

西尼地平可通过抑制骨骼肌次黄嘌呤产生减少尿酸生成。

常用的噻嗪类利尿药会抑制尿酸的排泄。

普萘洛尔、阿替洛尔、美托洛尔等会使患者血尿酸水平升高。

因此，高尿酸血症或痛风合并高血压时，应优先选择能降低血尿酸水平的降压药，如氯沙坦、厄贝沙坦、硝苯地平、氨氯地平、非洛地平、西尼地平等。

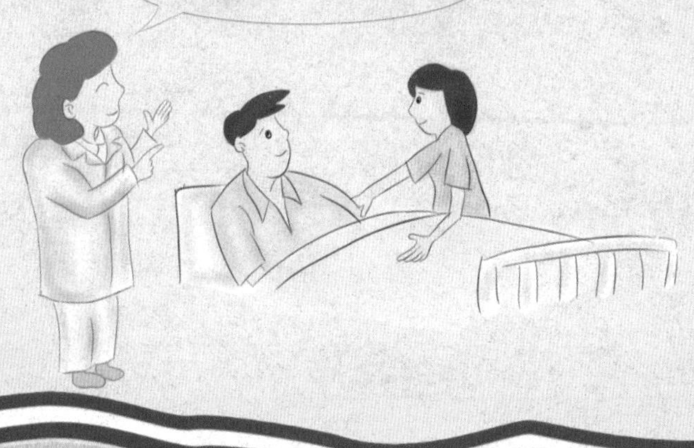

27. 碱化尿液常用的药物有哪些？如何用药？

碱化尿液常用的药物有碳酸氢钠和枸橼酸合剂。

（1）碳酸氢钠：适用于慢性肾功能不全合并代谢性酸中毒患者，一般用量 0.5 ~ 1.0 g/ 次，每日 3 次。该药口服吸收良好，不仅可以碱化尿液，还可以抑制有机酸自肾小管重吸收。主要不良反应为胃肠道不适，长期应用需警惕血钠升高及高血压。严重溃疡、心力衰竭、肾功能衰竭患者慎用。

（2）枸橼酸合剂：适用于尿酸性肾结石、胱氨酸结石及低枸橼酸尿症患者。使用剂量需根据尿液 pH 决定，一般用量 9 ~ 10 g/d，2 ~ 3 个月为 1 个疗程。使用时应监测血钾，避免发生高钾血症。肾功能衰竭、严重酸碱平衡失调等患者禁用。

注：建议结合临床医生诊疗意见使用。

28. 高尿酸血症与痛风患者碱化尿液的目标值是多少？

碱化尿液是预防和溶解尿酸性肾结石的主要方法，但不宜过分碱化，当尿液 pH>7.0 时，易形成草酸钙、碳酸钙等结石。故为了降低尿酸性肾结石发生的风险和溶解尿酸性肾结石，应将晨尿 pH 维持在 6.2 ～ 6.9。

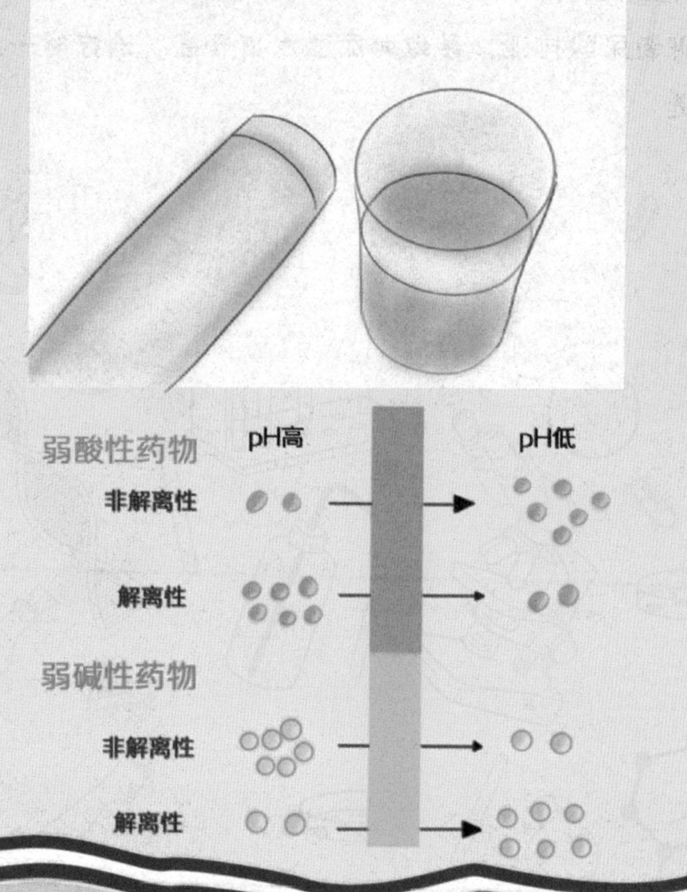

29. 高尿酸血症或痛风合并糖尿病时，如何选择降糖药?

高尿酸血症或痛风合并糖尿病时，建议首选胰岛素增敏剂（如罗格列酮和吡格列酮）和双胍类（如二甲双胍）药物。有文献报道，罗格列酮可以明显降低高尿酸血症患者的血尿酸水平。二甲双胍有减轻体重的效果，也可以间接降低肥胖患者的血尿酸水平。因胰岛素可促进尿酸合成和抑制尿酸排泄，导致血尿酸水平升高，治疗时一般不作首选。

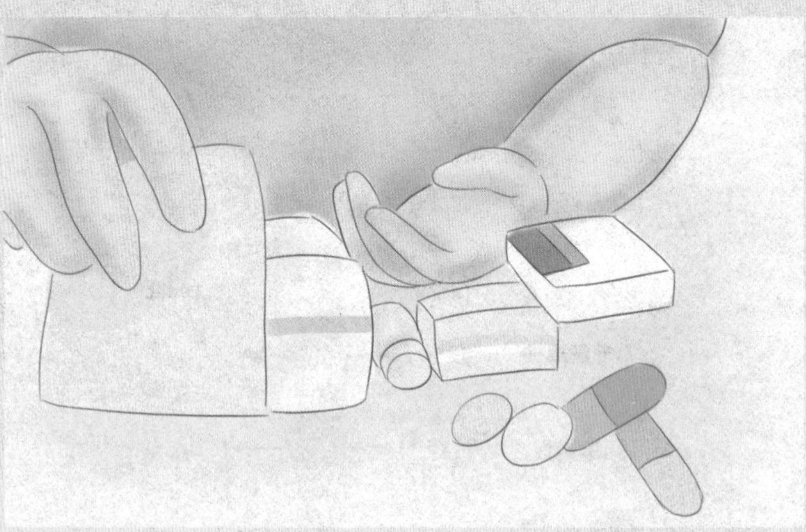

30. 高尿酸血症或痛风合并血脂异常时，如何选择调脂药?

高尿酸血症或痛风合并血脂异常时，主要表现为甘油三酯、极低密度脂蛋白水平升高和高密度脂蛋白异常，经控制饮食、减轻体重、限制饮酒、增加运动等治疗后不能使血脂达到正常状态的，可选非诺贝特、阿托伐他汀等药物进行调脂治疗。有研究显示，非诺贝特、阿托伐他汀除具有调节血脂的作用外，还能降低血尿酸水平。

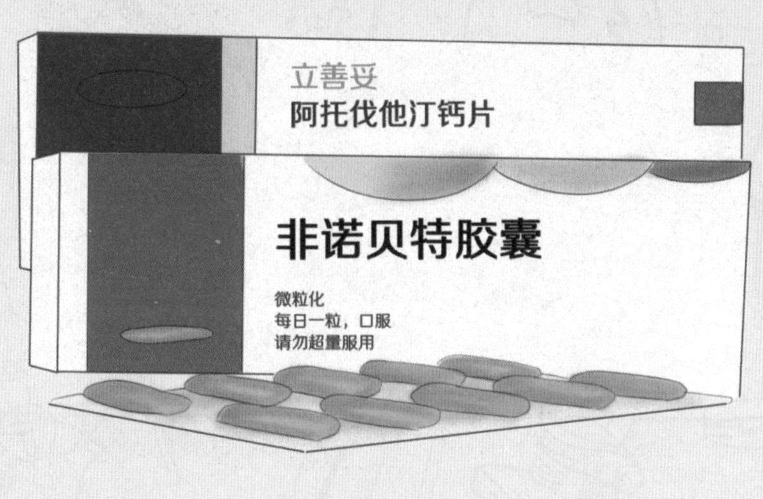

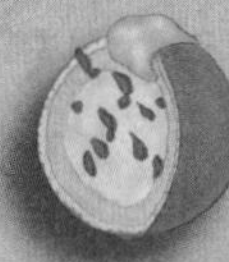

31. 血尿酸水平达标后，是否需要继续用药？

高尿酸血症是痛风发作的基础，降尿酸是治疗痛风的关键。痛风患者经降尿酸药物治疗后，血尿酸水平达标，多为药物治疗作用。若此时停药，血尿酸水平很可能再次升高，导致痛风发作。因此，血尿酸水平达标后还需继续用药，并定期检测血尿酸水平，必要时可以调整治疗方案。

32. 治疗痛风常用的中成药有哪些?

西药治疗痛风疗效显著，但长期服药不良反应较多；中药对症治疗虽有优势，但熬制麻烦。因此不妨试下中成药。目前治疗痛风常用的中成药有以下几种：

药名	主要成分	功效	适应证	用法用量
四妙丸	苍术、牛膝、黄柏、薏苡仁	清热利湿	湿热下注所致的痹证，症见足膝红肿、筋骨疼痛	口服，每次6 g，每日2次
通滞苏润江胶囊	番泻叶、秋水仙、诃子肉、盒果藤、巴旦仁、西红花等	开通阻滞、消肿止痛	关节骨痛，风湿病，类风湿关节炎，坐骨神经痛	口服，每次5～7粒，每日2次
痛风定胶囊	秦艽、黄柏、延胡索、赤芍、川牛膝、泽泻、车前子、土茯苓	清热祛湿、活血通络、定痛	湿热瘀阻所致的痹证，症见关节红肿热痛，伴有发热、汗出不解、口渴心烦、小便黄、舌红苔黄腻、脉滑数	口服，每次3～4粒，每日3次
穿虎痛风合剂	穿山龙、虎杖、忍冬藤、防风、威灵仙、土茯苓、川牛膝、川芎、萆薢、木瓜等	活血化瘀、通络止痛、祛风除湿	痛风急性发作	早晚各1瓶

注：中医用药因患者情况而异，建议结合临床医生诊疗意见使用。

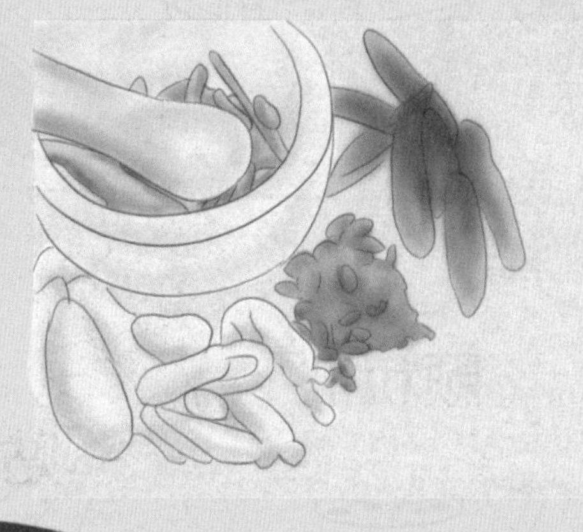

33. 治疗痛风性关节炎的外用药有哪些？

痛风性关节炎除了可选用口服药治疗外，还可以选用一些具有活血、化瘀、止痛等作用的外用药治疗。如选用青鹏软膏、痛风膏、四黄膏和金黄膏等膏剂可缓解关节疼痛；选用五味甘露药浴颗粒剂可消肿止痛、舒筋活络、通经脉与化瘀血；选用清痹散洗剂可缓解关节疼痛、关节灼热与关节肿胀；选用消痛贴膏可活血化瘀、消肿止痛，缓解骨骼肌肉疼痛。

注：中医用药因患者情况而异，建议结合临床医生诊疗意见使用。

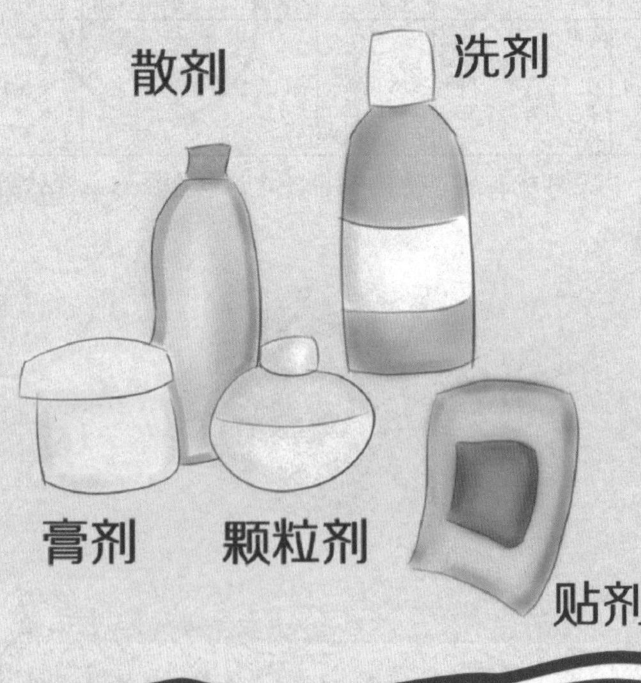

第四部分 常见的认知误区

1. 痛风或高尿酸血症与胖瘦无关吗?

认知误区：治疗痛风的主要手段是降尿酸，与减轻体重没有太大关系。

正解与忠告：肥胖与痛风或高尿酸血症关系密切。肥胖患者通常食量较大，摄入体内的核酸总量增加，导致外源性尿酸合成增加。另外，肥胖可以使尿酸排泄减少。因此，减轻体重特别是减小腹围是非药物降低血尿酸水平的有效方法。

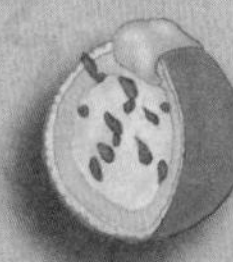

2. 痛风不会影响颜值吗?

认知误区：痛风主要表现为关节疼痛，痛过就好了，不用担心影响外貌，颜值不变。

正解与忠告：痛风会影响颜值。患上痛风后，如果没有得到积极专业的治疗，会引起痛风石、痛风性关节炎，这些主要发生在耳郭、鼻子、手指关节等处，引起骨关节变形，严重影响美观。另外，痛风患者通常体形偏胖，应该积极控制体重，随着体重的减轻、疾病的控制，才能慢慢恢复颜值！

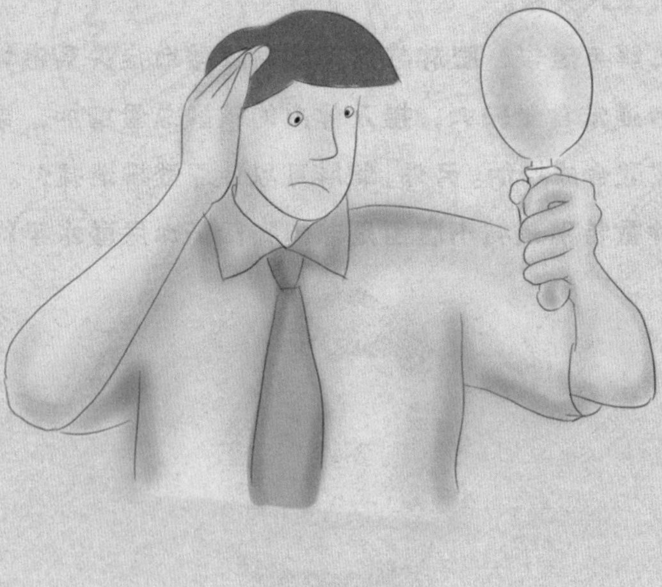

3. 糖尿病与痛风或高尿酸血症无太大关系吗？

认知误区：患糖尿病不会增加患痛风或高尿酸血症的风险。

正解与忠告：痛风或高尿酸血症与糖尿病同属代谢性疾病，糖尿病患者比非糖尿病者更易患上高尿酸血症。过高的血尿酸水平会加重糖尿病患者体内的炎症反应，影响肾脏微循环，从而导致肾脏病变的发生和进展，而糖尿病肾病又会反过来加重高尿酸血症。

4. 痛风或高尿酸血症与高血压无太大关系吗？

认知误区：痛风或高尿酸血症与高血压没有关系，选择药物治疗或者去医院就诊时不用告知医生自己患有高血压。

正解与忠告：高血压与痛风可相互影响。长期血尿酸水平高可以损伤肾脏，导致高尿酸血症肾病，进一步使血压升高。另外，高血压也可以影响血尿酸水平，高血压容易造成肾脏微血管损伤，导致肾小球纤维化，肾小管排泄尿酸减少，血尿酸水平升高。

5. 是否只有中老年男性才会患痛风，女性不用担心痛风？

认知误区：只有中老年男性才会患痛风，年轻人或女性不用担心这个问题。

正解与忠告：的确，绝大多数痛风患者为中老年男性，但是随着生活条件的改善，饮食中嘌呤含量越来越高，很多年轻人也可能患痛风。另外，雌激素有增加尿酸排泄的作用，雄激素的作用却正好相反，所以男性患痛风的概率远高于女性，但女性绝经期后雌激素水平下降，导致绝经后女性痛风的发病率升高。

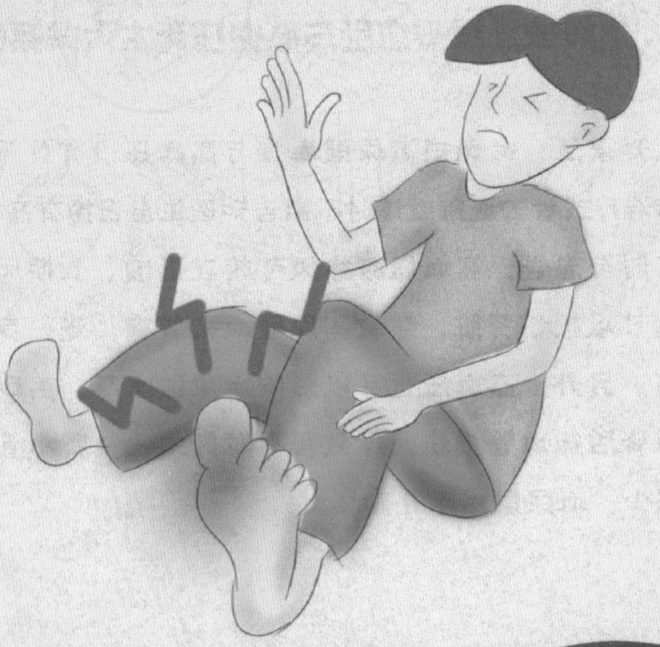

6. 痛风患者可以随意吃蔬菜水果吗?

认知误区：痛风患者不能摄入嘌呤含量高的食物，要多吃蔬菜和水果。

正解与忠告：痛风患者不仅不能摄入嘌呤含量高的食物，而且不能摄入果糖含量高的食物。不同的蔬菜水果中的嘌呤含量和果糖含量有一定差别，有的蔬菜嘌呤含量高，如香菇、卷心菜，痛风患者不宜多吃；有的水果果糖含量高，如桂圆、柿子，痛风患者也不宜多吃。痛风患者蔬菜水果的摄入推荐：草莓、柠檬、西瓜、葡萄、菠萝、桃子、李子、樱桃等果糖含量低，可以多吃；南瓜、萝卜、冬瓜等食物可以促进尿酸排泄，宜多吃。

7. 血尿酸水平高就一定会发生痛风吗?

认知误区：血尿酸水平高就一定会发生痛风，血尿酸水平越高，痛风就越严重。

正解与忠告：很多人体检发现血尿酸水平高，就觉得自己一定会发生痛风。其实不然，只有十分之一的血尿酸水平高的人会发生痛风，只有当尿酸盐结晶沉积于关节时才会出现痛风性关节炎。另外，血尿酸水平的高低并不代表痛风的严重程度，痛风急性发作时，尿酸盐结晶大量沉积于关节，血尿酸水平反而会降低，此时血尿酸水平的降低并不代表痛风的缓解。

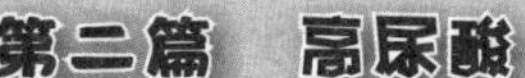

8. 痛风患者可以适量饮酒吗?

认知误区：白酒有利于血液循环，红酒可以软化血管，痛风患者只要不喝啤酒，其他酒都可以喝。

正解与忠告：喝酒是痛风急性发作的重要诱因。酒中都含有乙醇，可使体内乳酸增加，并促进嘌呤分解，直接导致血尿酸水平升高。并且喝酒时经常会吃大鱼大肉，这些都是富含嘌呤的食物，会进一步造成血尿酸水平升高。

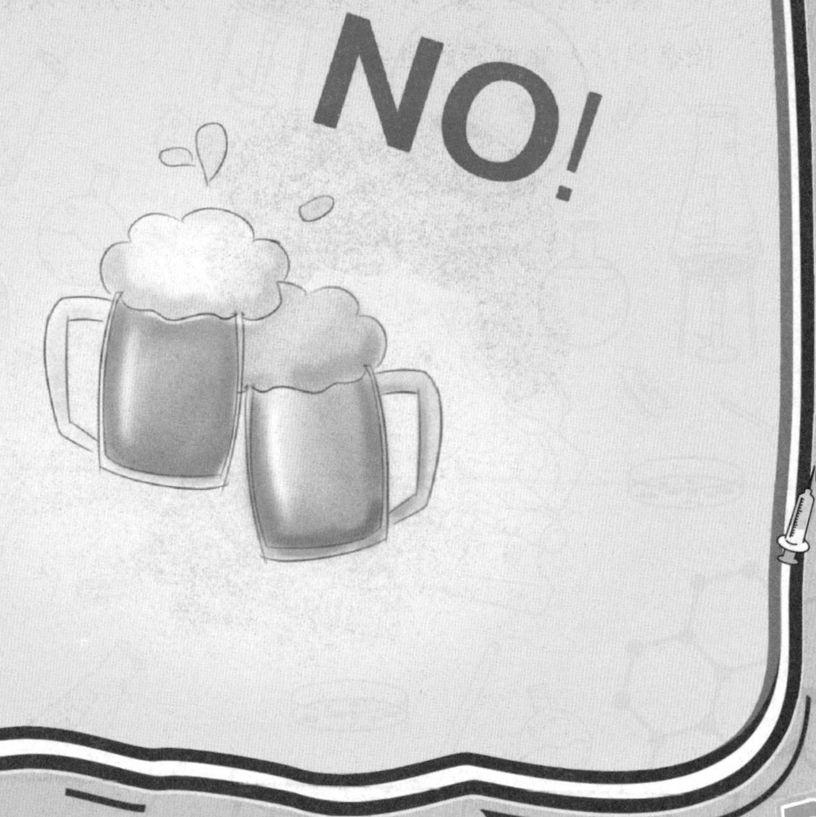

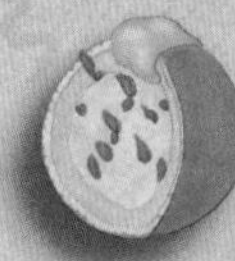

9. 痛风发作时忍一忍就能好吗?

认知误区：痛风发作就是关节疼痛，不用吃药，忍一忍就过去了。

正解与忠告：痛风如其病名一样，发作时疼痛剧烈，来去如风，常于夜间或清晨发作，在几个小时内疼痛就达高峰。相信有过痛风经历的人都会有这种感受。因此痛风急性发作时的处理目标只有一个，那就是迅速止痛，只靠忍是不行的，药物治疗才是最有效的办法。治疗痛风应遵循“痛时治标止痛，不痛治本降酸”的原则，从根本上消除痛风对人体健康的危害。

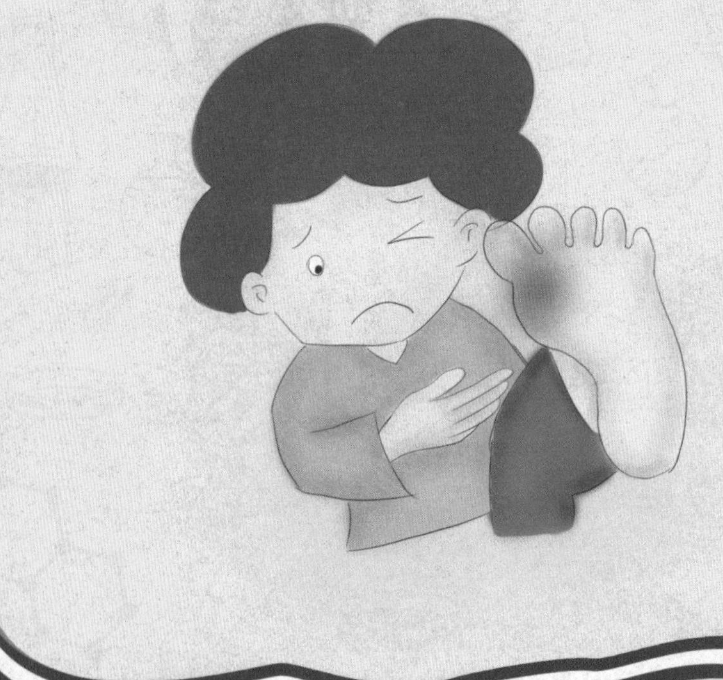

10. 在治疗痛风时血尿酸水平降得越低越好吗？

认知误区：想要痛风彻底不发作，就要消除高尿酸的危害，所以血尿酸水平降得越低越好。

正解与忠告：血尿酸水平并不是越低越好。痛风的有效达标治疗是持续稳定保持血尿酸水平低于尿酸在血液中的饱和度，从而促进尿酸盐结晶的溶解，并阻止新结晶的形成。血尿酸水平过低会导致阿尔茨海默病（老年痴呆症）的发生率升高。因此，降尿酸过程中血尿酸水平不宜低于180 μmol/L。

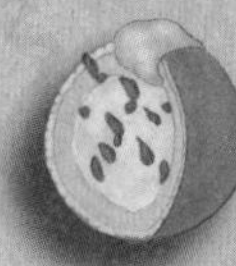

11. 饥饿疗法能够降低血尿酸水平吗?

认知误区：高尿酸血症与嘌呤摄入过多有密切关系，饥饿疗法就可以降低血尿酸水平。

正解与忠告：这种想法是不对的。长期饥饿会导致机体糖原异生增加，有机酸生成增多，而这些有机酸可以竞争性地抑制肾小管分泌尿酸，导致尿酸的排泄减少，从而使血尿酸水平升高。所以饥饿疗法不仅不能降低血尿酸水平，反而会升高血尿酸水平，而且长期饥饿对身体的代谢功能也会造成损伤。

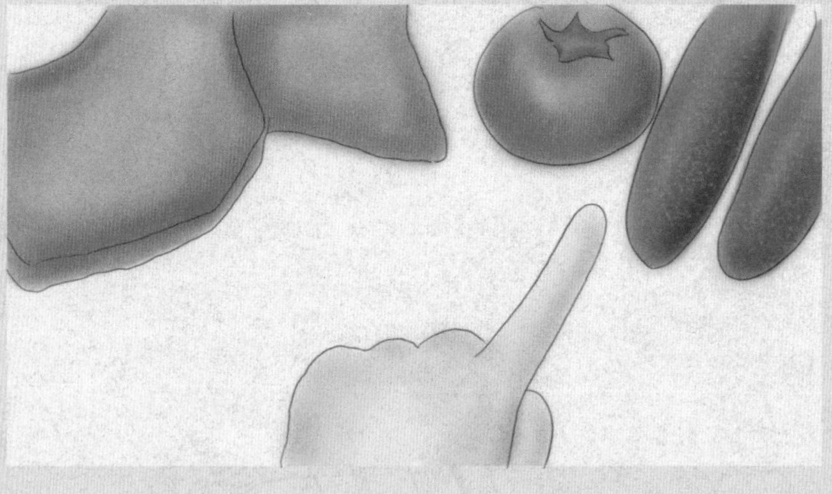

12. 痛风患者只有在痛风发作时才需要吃药吗？

认知误区：痛风患者在痛风急性发作的时候吃降尿酸药物就可以，平时不用管。

正解与忠告：这种做法是错误的。痛风急性发作时血尿酸水平急剧波动，这时吃降尿酸药物不但不利于疼痛的缓解，还可能导致血中的尿酸盐结晶沉积于关节内，从而加重关节的红肿热痛。所以对于痛风发作前未服用降尿酸药物的患者，痛风急性期症状消失至少 4 周后才能服用降尿酸药物治疗。及时就医并遵医嘱进行治疗才是正确的方式。

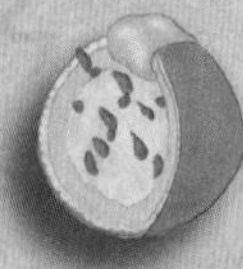

13.痛风关节红肿热痛是否吃点抗生素就行了?

认知误区：痛风急性发作时会出现关节红肿热痛，这是细菌感染所致，可用点抗生素“消炎杀菌”。

正解与忠告：当痛风急性发作时，使用抗生素后症状确实会有所减轻，但这其实是一种假象，因为痛风急性发作时会有自限性无菌性炎症，即使不治疗，一段时间后疼痛也会慢慢缓解。既然是无菌性炎症，就无须使用青霉素、头孢一类的抗生素。且长期使用抗生素会导致体内菌群失调和耐药等一系列副作用，除非有明确的细菌感染的证据，否则痛风急性发作时不建议使用抗生素。

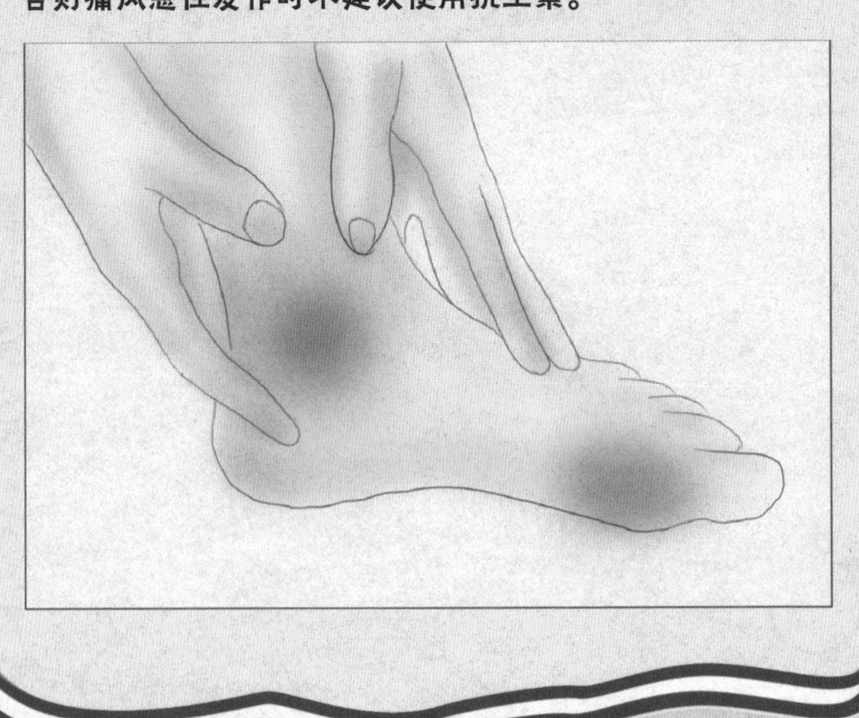